Über Brüche
des
knöchernen Trommelfellrandes

Ein Beitrag zur Unfall-Lehre

Von

Prof. Dr. Heinrich Walb
Geheimer Medizinalrat,
Direktor der Universitäts-Poliklinik für Ohren-, Hals- und Nasenkranke in Bonn

Mit 18 Figuren auf 4 Tafeln

Bonn 1914
A. Marcus & E. Webers Verlag
Dr. jur. Albert Ahn

Druck: Otto Wigand m.b.H., Leipzig.

Die folgenden Ausführungen sind das Resultat einer jahrzehntelangen Beobachtung. Die Zahl der Fälle, welche ihnen zugrunde liegen, haben Hundert längst überschritten. Das Material entstammt vorzugsweise den Unfallakten der großen Berufsgenossenschaften, der Schiedsgerichte und des Reichsversicherungsamtes. Meist waren die Fälle geheilt, wenn sie zu meiner Beobachtung gelangten. Wenn dies auf der einen Seite einen gewissen Nachteil in sich schließt, so war doch vorwiegend das Aktenmaterial so genügend, daß ich mir von der Entstehung und dem Verlaufe der Krankheit ein klares Bild machen konnte. Dazu kommen dann noch eine Anzahl frische Fälle, die ich selbst von Anfang an behandelte. In allen Fällen stand am Anfang der Akten, auf der bekannten gelben Unfallanzeige das Wort Schädelbruch oder Schädelbasisbruch, und das war für die Betreffenden immer gleichbedeutend mit einer sicheren Anwartschaft auf jahrelangen Rentenbezug. Die Diagnose der Schädelbasisfraktur war zumeist immer gestellt mit Rücksicht auf zwei Erscheinungen, die unmittelbar durch den Unfall hervorgerufen waren, erstens mehr oder weniger lange dauernde Bewußtlosigkeit und zweitens Blutung aus dem Ohre. Die letztere spielte dabei die Hauptrolle und war auch wiederholt allein als genügend angesehen worden zur sicheren Annahme der betreffenden Verletzung. Umgekehrt war überall da, wo diese Blutung aus dem Ohre fehlte, meist die Diagnose einer Schädelbasisfraktur n i c h t gestellt, und stand dann auf dem gelben Blatt die Diagnose: Gehirnerschütterung. Mehrfach kamen auch Fälle zu meiner Begutachtung, wo die Diagnose Schädelbasisfraktur gestellt war, wo aber gleichzeitig schon andere Gutachten vorlagen, die auf Grund eines negativen Ohrbefundes die Richtigkeit der Diagnose in Abrede stellten. Es ist also gewissermaßen bis heute noch für das Gros der Ärztewelt die Blutung aus dem Ohre der springende Punkt. Daß dies nicht richtig ist, hat schon v. B e r g m a n n klar ausgesprochen, in der Lehre von den Kopfverletzungen. Er sagt

(S. 232): „Noch einmal soll aber hervorgehoben werden, daß, wie stark es auch anfangs nach einer Kopfverletzung zum Ohre bluten mag, dennoch das eine Symptom allein zur Diagnose der Basisfraktur uns nicht berechtigt. Vielleicht, daß manche überraschende Heilungen nach solchen Blutverlusten deswegen so überraschend waren, weil sie mit einer Basisfraktur nichts zu tun hatten." Meine nachfolgenden Ausführungen bestätigen diese Auffassung und geben gleichzeitig die Quelle der stärkeren Blutung aus dem Ohre an.

Bekanntlich kommen die Brüche der Basisfraktur durch indirekte Gewalt zustande, und es besteht eine gewisse Gesetzmäßigkeit insofern, als bei Einwirkung der Gewalt auf die Schläfen- und Seitengegend des Schädels der Bruch durch den Grundknochen geht, in der Gegend der mittleren Schädelgrube, wo statistisch die häufigsten Brüche liegen, während bei Einwirkung auf das Stirnbein und den Scheitel des Schädels die Brüche mehr nach vorne gelagert sind und durch die großen Flügel des Keilbeins gehen. Die Brüche selbst entstehen durch Contrecoup und liegen daher meist an der entgegengesetzten Seite. Vielfach setzen sich die Brüche des Grundknochens an der mittleren Schädelgrube in das Schläfenbein fort, und diesem Umstand ist es zu verdanken, daß das Ohr mit in Frage kommt. Der Bruch kann hier verschiedene Teile des Gehörorgans mit ergreifen. Er kann durch den Porus acusticus internus gehen und den Acusticus treffen, er kann sich bis in das Labyrinth erstrecken, er kann die Wände des Mittelohrs erreichen und kann schließlich bis zur äußeren Fläche des Schläfenbeins vordringen. Nur im letzteren Falle würde er sich durch eine direkte Blutung nach außen manifestieren. In allen Fällen, wo der Bruch nicht nach außen geht, wird die ihn begleitende Blutung innerhalb des Felsenbeins bleiben. Bei Verletzung des Porus acusticus internus ist sie gleichzeitig natürlich, geradeso wie die Verletzung selbst, eine basale und erstreckt sich unmittelbar unter die Dura mater, da aber letztere bei allen Basalbrüchen mitreißen kann, eventuell auch unter das Gehirn selbst, möglicherweise sogar in das Gehirn. Bei Brüchen, die das Labyrinth erreichen, wird die Blutung im Labyrinth gefunden. Es kann sich aber auch Blut im Labyrinth ansammeln, wenn der Bruch nur bis in die Nachbarschaft reicht, durch die bloße Erschütterung; ja es ist letztere sogar genügend, um eine Blutung im Labyrinth hervorzurufen, wenn ein Bruch gar nicht eintritt. Zuweilen sind die Brüche im Labyrinth nur mikroskopisch nachweisbar, wie wir nach den schönen Untersuchungen von Scheibe wissen. Geht der Riß bis an das Mittelohr, so ergießt sich das Blut in die Räume des Mittelohres, und es entsteht ein Zustand, den man Hämatotympanum genannt hat. Letzteres kann aber auch wiederum nur durch die Erschütterung eintreten, so daß es nicht notwendigerweise nur durch Bruch des Knochens bedingt ist. Geht der Bruch bis zur äußeren Fläche, so ergießt sich auch die Blutung frei nach außen; entweder durch den Gehörgang, wenn die Bruchstelle ihm gegenüber liegt, oder falls der Bruch sich bis in den Warzenfortsatz erstreckt unter die Haut oder das Periost des Warzenfortsatzes, wo sie dann als äußere Blutgeschwulst zu erkennen ist.

Die ältere Chirurgie hatte sich nun das Verhältnis meist so gedacht, daß der Bruch sich mehr oder weniger stets durch eine Blutung aus dem Ohre bemerkbar mache. Als dann die wissenschaftliche Ohrenheilkunde auch hier mit ihren Forschungen einsetzte, stellte sich zunächst heraus, daß die Blutung in einer Anzahl von Fällen nur verursacht war durch einen Riß im Trommelfell, welcher ebenfalls durch indirekte Gewalt entstanden, und für die Diagnose einer Schädelbasisfraktur nichts bewies. Die neuere Chirurgie konnte an diesen Feststellungen nicht vorbeigehen, und stellte nun ein anderes Postulat auf, wie es bereits v. Bergmann in seinem großen Werke der Verletzungen des Kopfes klar und deutlich formuliert hat. Die Blutung, welche eine Ruptur des Trommelfells begleitet, ist meist nur gering, ja sie kann so gering sein, daß das Blut gar nicht ausfließt, sondern in der Umgebung des Risses liegen bleibt. Soll daher eine Blutung für die Annahme einer Basisfraktur in Betracht kommen, so muß sie stets stärker sein als diejenige, welche bei Trommelfellrissen gewöhnlich ist.

Sehr starke Blutungen aus dem Ohr können bekanntlich von Verletzungen der Blutleiter herrühren. Am meisten gefährdet ist der Sinus transversus, der oft sehr nahe der hinteren Gehörgangswand liegt und nicht ausweichen kann, da er fest im Knochen eingebettet ist. Die Karotis wird viel seltener getroffen, da sie wegen ihrer Elastizität und weil sie in ihrem Kanal ohne Verbindung mit dem Knochen einzugehen liegt, ausweichen kann.

Die Diagnose der Basisfraktur wird in allen Fällen erleichtert, wenn Ausfallserscheinungen da sind, und diese sind so wichtig und charakteristisch, daß sie die Hauptstütze für die Diagnosenstellung abgeben. Erzeugt der Bruch und die ihn begleitende Blutung an Ort und Stelle Störungen, die sich vorzugsweise auf hier liegende, austretende Nerven beziehen, so kann über die Natur des Leidens kein Zweifel sein.

Was die Bewußtlosigkeit anbelangt, die in den meisten Fällen nach der Verletzung sich einstellen wird, so ist dieselbe kein charakteristisches Symptom. Die Basis des Gehirns hat mit dem Bewußtsein nichts zu tun, und würden Verletzungen derselben an sich sehr wohl denkbar sein, ohne Bewußtseinsstörungen. Sie sind stets nur die Folge einer allgemeinen, sich bis in die Haube erstreckenden Gehirnerschütterung. Daß diese sich meistens einstellt, liegt an der Heftigkeit der einwirkenden Gewalt, welche nötig ist, um eine Basisfraktur zu erzeugen und die naturgemäß das Gehirn zu einer heftigen Erschütterung bringt. Diese Erschütterung kann aber auch schon bei geringerer Gewalt eintreten, und demgemäß sehen wir immer eine reine Gehirnerschütterung als geringere Verletzung an.

Meine Beobachtungen haben nun gezeigt, daß das von der neueren Otologie und Chirurgie formulierte Kennzeichen einer Basisfraktur nur beschränkt richtig ist, d. h. es kann bei solchen Traumen eine stärkere Blutung aus dem äußeren Ohr stattfinden, stärker, als sie einer Trommelfellruptur entspricht, ohne daß deshalb eine Basisfraktur angenommen werden muß.

Es war mir schon lange aufgefallen, daß eine ganze Anzahl solcher Fälle ungemein rasch zur Ausheilung kamen; die Leute konnten sehr bald wieder aus dem Krankenhause entlassen werden, nahmen teilweise ihre frühere schwere Arbeit wieder auf, oder galten doch im allgemeinen wieder als arbeitsfähig; bezogen aber ihre Rente weiter. In allen Fällen waren keine Ausfallserscheinungen in den Akten ärztlicherseits verzeichnet, sonst wären ja überhaupt keine Zweifel bei mir aufgestiegen. Jahrelang bezogen die Betreffenden ihre Renten weiter und immer, wenn diese aufgehoben oder verkürzt werden sollte, gaben sie an, an Kopfschmerzen oder Schwindel, oder beiden Symptomen zusammen zu leiden. Diesen rein subjektiven Symptomen fehlte irgend ein objektiver Befund als Unterlage. Im Gegenteil konnten dieselben meistens durch anderweitige Prüfungen, insbesondere Gehörprüfungen als Simulanten, oder wenigstens unwahre Menschen entlarvt werden. Wurde ihnen dann schließlich die Rente entzogen, was meist erst geschah, wenn alle Instanzen durchlaufen waren, erwiesen sie sich als voll arbeitsfähig. In allen diesen Fällen war die stärkere Blutung aus dem Ohr beobachtet worden und als Grundlage für die Diagnose benutzt.

Ich fand nun in einer großen Anzahl von Fällen die stärkere Blutung erklärt, ohne daß man gezwungen war, an eine Basisfraktur zu denken, im Gegenteil, alle Verhältnisse sprachen dafür, daß eine Basisfraktur nicht vorgelegen hatte. Es bestand nämlich ein isolierter Bruch des Margo tympanicus, der sich in den meisten Fällen in eine geheilte Ruptur des Trommelfells fortsetzte. Ich fand gleichzeitig, daß diese Ruptur des knöchernen Randes einen Lieblingssitz hat, nämlich hinten oben, horizontal verlaufend und zwar immer an derselben Stelle, so daß, würde man die verschiedenen Fälle aufeinanderlegen können, die Bruchlinien sich alle decken würden (Fig. 1). Daneben kamen aber auch andere Bruchstellen vor. Die zunächst häufigste war oben genau in der Mitte der Pars ossea (Fig. 4). Sehr selten lag die Trennungslinie im vorderen Rande, wurde aber auch hier einigemale von mir beobachtet (Fig. 8). Diese Brüche kommen sogar nach meinen Beobachtungen doppelseitig vor; dann liegt aber stets der Bruch in beiden Ohren nicht an derselben Stelle. Am häufigsten gestaltet sich das Verhältnis so, daß der Bruch in dem einen Ohr horizontal nach hinten liegt, während er in dem anderen vertikal an der oberen Umrandung gefunden wird. Die Länge der Bruchlinie war sehr variabel. Sie fing am Trommelfellrande stets mit einem dreieckigen Einkniff an und war dann von da ausgehend verschieden lang und stets fein auslaufend. War Dislokation vorhanden, so war diese am Trommelfellrand stets am größten, und verminderte sich gegen das andere Ende hin. Wo diese Dislokation fehlte, lagen die Knochenenden im Riß fest aneinander, ohne knöchern miteinander verbunden zu sein, so daß man dadurch nach Jahren noch den Bruch mit absoluter Sicherheit nachweisen konnte (Fig. 11). Bekanntlich tritt bei Brüchen des Schädelknochens keine provisorische Kallusbildung ein und verbinden sich die Bruchenden nicht knöchern, sondern bindegewebig. Bei bedeutender Dislokation fehlt auch die letztere. Ich konnte dies in meinen Fällen beobachten. Namentlich ist mir ein Fall in Erinnerung geblieben, den ich später ausführlicher beschreiben werde, wo bei der ersten Besichtigung, die erst stattfand, nachdem schon längere Zeit nach dem Unfall verstrichen, die verletzte Stelle äußerlich ganz verheilt war. An dem, dem Trommelfell zugewendeten Bruchende fand sich eine Dislokation, die vollkommen nackt war und bis in das äußere feine Ende des Bruches ging (Fig. 11). Ich habe dann den Fall jahrelang beobachtet, und erst später bildete sich eine bindegewebige Brücke zwischen den Bruchenden und zwar zunächst nur am schmalen Teile, der breitere Teil hat sich niemals konsolidiert. Die Folge dieser Verhältnisse ist, daß da, wo der Bruch liegt, auch äußerlich eine geringe Niveaudifferenz bemerkbar ist und eine verschieden tiefe Rinne gefunden wird.

Sehr interessant gestaltet sich das Verhältnis der Gefäße an dieser Stelle, sie sind meist nur in ihrem ursprünglichen Verlaufe auf der einen Seite der Bruchstelle vorhanden, auf der anderen dagegen nicht, so daß man die Bruchstelle außerordentlich leicht deutlich machen kann, wenn man durch einen mechanischen Reiz die Gefäße füllt und erweitert, z. B. durch Überstreichen mit einem Sondenknopf. Es tritt dies besonders deutlich bei den Brüchen der Pars ossea hervor, wo dann auf der einen Seite des Bruches die Gewebe rot erscheinen, auf der anderen Seite weiß. Es gelang mir so mehrmals in zweifelhaften Fällen, die Brüche mit voller Deutlichkeit nachzuweisen (Fig. 15 und 16).

Sehr wichtige Ergebnisse resultierten aus der Betrachtung des Verhältnisses zwischen Bruchlinie und Trommelfellriß. Der letztere war stets die Fortsetzung des ersteren. Hierdurch erhält die Trommelfellruptur einen viel unselbständigeren Charkater, als man bisher angenommen hat. Das Trommelfell muß mitreißen. Isolierte Trommelfellrupturen sind äußerst selten, und habe ich nur sehr wenige Fälle gesehen.

Wie gesagt, gehen Trommelfellriß und Knochenbruch stets ineinander über. Bei den horizontalen Brüchen hinten oben verläuft die Ruptur des Trommelfells auch horizontal und macht meist erst am Manubrium Halt. In einigen wenigen Fällen sah ich den Riß über das Manubrium hinaus in der vorderen Hälfte und zwar gegabelt; auch sah ich einigemale, daß das Manubrium mitgebrochen war (Fig. 7). Gewöhnlich ist dann das untere Ende disloziert angeheilt. Bei den Brüchen der Pars ossea schließt sich an dieselbe eine Verletzung der Pars flaccida regelmäßig an; da diese weniger widerstandsfähig ist wie die Pars tensa des Trommelfells, so beschränkt sich die Verletzung der Pars flaccida nicht immer auf einen Riß, sondern es findet sich hier eine unregelmäßig gestaltete Narbe, die meist mit dem Hammerhals fest verwachsen war.

In allen Fällen, welche ich gesehen, war Heilung eingetreten, auch im Bereiche des Trommelfells, und es ging aus den Akten hervor, daß sich nicht immer ein Eiterungsprozeß an die Verletzung angeschlossen hatte. Dieser günstige Ausgang war sehr häufig das Resultat eines negativen Handelns. Man hatte die Kranken oft noch im bewußtlosen Zustande in das Krankenhaus gebracht, die Blutung aus dem Ohr hatte dann bald sistiert, und man hatte das Ohr ignoriert, da die ernste Störung des Allgemeinbefindens zunächst die Hauptsache war. Da, wo sich eine Eiterung angeschlossen, konnte ich manchmal nachweisen, daß dieselbe ihren Grund in unzweckmäßigem aktivem Handeln hatte, indem man sofort nach der Verletzung das Ohr durch Ausspülungen gereinigt, um eine Okularinspektion vornehmen zu können, womit man bekanntlich totsicher in solchen Fällen eine Mittelohreiterung erzeugen kann.

Die Untersuchung des Hörvermögens ergab sehr wechselnde Verhältnisse. In einzelnen Fällen war dasselbe nur sehr wenig gestört, in anderen dagegen mehr. Die Knochenleitung erwies sich ebenfalls sehr verschieden, und konnte in einer Anzahl von Fällen die Diagnose von einer gleichzeitigen Labyrinthverletzung nicht von der Hand gewiesen werden. Der Bruch an sich, besonders die häufigste Form an der hinteren Umrandung, bewirkt wohl keine Störung. Ebenso pflegen ja bekanntlich gut geheilte Trommelfellrupturen die Schwingungsfähigkeit des Trommelfells nicht wesentlich zu beeinträchtigen. Es wird also von den begleitenden Erscheinungen abhängen, ob in dem jeweiligen Falle eine erhebliche Schwerhörigkeit resultiert. Das muß ja von vornherein betont werden, daß ich die geschilderten Veränderungen sehr häufig auch sah, wenn unzweifelhaft eine Basisfraktur mit vorlag, wenn z. B. Ausfallserscheinungen in den Akten vermerkt waren, die man nach dem Unfalle beobachtet hatte. Es ist daher wohl anzunehmen, daß auch in Fällen, wo keine Basisfraktur vorhanden gewesen war, doch weitere Verletzungen im Felsenbein aufgetreten sein konnten. Ich denke hier besonders an Verletzungen des Labyrinths, Blutergüsse, Scheibesche Frakturen oder auch solche von gröberer Beschaffenheit. Leider wurde die genaue Diagnosenstellung in einer Anzahl von Fällen dadurch erschwert, daß die Verletzten bei den Gehörprüfungen ersichtlich falsche Angaben machten. Es ist dies ja ein sehr trauriges Kapitel der Unfalllehre und eine der unangenehmsten Nebenerscheinungen, welche die soziale Gesetzgebung, so segensreich wie sie auch sonst gewirkt hat, geschaffen. Die pekuniären Vorteile, welche diese Gesetzgebung den Verletzten bietet, haben auf der anderen Seite die Simulation, die Unwahrhaftigkeit und die Rentensucht in wahrhaft erschreckender Weise gezüchtet. Es ist niemand so sehr imstande, dieses immer wieder Schritt auf Schritt nachzuweisen, wie der Ohrenarzt. Alte, seit Jahr und Tag bestehende Ohrenleiden werden auf einen Unfall zurückgeführt, und da bei demselben Befunde oft das Hörvermögen außerordentlich wechselnd ist, ich erinnere nur an die chronische Mittelohreiterung und persistenten Perforationen, ist der Ohrenarzt gar nicht in der Lage, eine bestimmte Antwort zu geben, wenn ihm die Frage vorgelegt wird, ob denn nicht der Unfall das alte Leiden wenigstens verschlimmert haben könne, was meistens von den Verletzten behauptet wird. So erhalten sie dann oft genug für ihr ganzes Leben eine Rente, ohne an sich dafür berechtigt zu sein. Überhaupt gehört zur Klarstellung des Hörvermögens bei allen angeblich Ohrverletzten eine ganz außerordentliche Erfahrung, eine minutiöse Untersuchung mit allen Methoden, und vor allen Dingen eine wenigstens mehrtägige Beobachtung und wiederholte Untersuchung zum Vergleiche der Resultate, um ein klares Urteil abgeben zu können. Leider entsprechen diesen Postulaten eine große Anzahl der Atteste und Gutachten, wie ich sie andauernd in den Akten finde, nicht. Die Klagen der Verletzten werden kritiklos angenommen und ebenso die Angaben bei den Prüfungen. Ich kann die Gelegenheit nicht vorübergehen lassen, ohne auf einen Punkt hinzuweisen, der diese trüben Verhältnisse geradezu begünstigt. Es ist der Umstand, daß die von den Schiedsgerichten und vom Reichsversicherungsamt eingeforderten Gutachten den Verletzten abschriftlich mitgeteilt werden. Diese wandern, wie ich bestimmt weiß, von Hand zu Hand, kommen auch meist zur Kenntnis der Arbeiter. In diesen Gutachten stehen nun oft ganz deutlich die verschiedenen Prüfungsmethoden genau beschrieben, wie dies ja auch an sich richtig ist, um so den Laien, die in dem betreffenden

Gerichte sitzen, die Sache verständlich zu machen. Der Verletzte kommt dann schon wohl vorbereitet zum Gutachter hin.

Die geschilderten Verhältnisse sind, wie ich aus dem mir zugegangenen Aktenmaterial ersehen konnte, sehr wenig bekannt; denn sie waren in fast keinem einzigen Falle, wo die betreffenden Verletzten schon vorher von einem oder auch mehreren Ohrenärzten untersucht worden waren, vermerkt. Es war dann immer nur die Rede von einem Trommelfellriß oder auch von einer Mittelohreiterung, entweder noch floride oder geheilt, je nach der Zeit, in welcher die Untersuchung nach dem Unfall stattgefunden hatte. Nur gelegentlich finde ich in der Literatur ähnliche Dinge beschrieben. So erwähnt Matte (Deutsche medizin. Wochenschrift 1898) in einem Falle von Verletzung, den er wegen des Labyrinthüberdrucks beschrieb, daß in der hinteren Gehörgangswand sich eine Rinne gefunden habe, die unzeweifelhaft wohl mit der Verletzung zusammenhinge. Dieser Befund gehört in unsere Rubrik hinein. v. Bergmann erwähnt in seinem Buche die Arbeit eines Franzosen Boullet, Paris 1878, der in einer Dissertation acht Fälle von Bruch der hinteren Gehörgangswand beschrieben habe. Die Arbeit war mir nicht zugängig, und weiß ich daher nicht, inwieweit dieselbe mit unseren Fällen übereinstimmt. Aus dem Titel: „Contributions à l'étude des lésions traumatiques de la base du crâne", geht hervor, daß der Autor dieselben in Verbindung mit Basisfrakturen bringt, also wohl unsere Form nicht im Auge hatte. Ein Vortrag, den ich schon vor einer Reihe von Jahren in der Niederrheinischen Gesellschaft gehalten habe, beschäftigte sich bereits mit denselben Gegenständen. Seitdem hat sich das beobachtete Material noch außerordentlich gemehrt, und der Zufall hat es gewollt, daß ich einmal in einer Woche vier einschlägige Fälle beobachten und begutachten konnte.

Wie bereits erwähnt, war es mir auch möglich, frische Fälle zu sehen und zu behandeln. Ich muß allerdings gestehen, daß hier zunächst die Diagnosenstellung auch bei mir eine nur vermutete war, und liegt dies in den Verhältnissen begründet. Der Faktor, welcher die klare Übersicht verhindert, ist die Blutung. Ja, es liegt durchaus im Interesse des Kranken, daß man keine Eingriffe macht, um die Diagnose sicher zu stellen. Die möglichst frühzeitige Absperrung gegen die äußere Luft ist zunächst die Hauptbedingung, da die Gefahr einer sekundären Eiterung am nächsten liegt. Erst wenn diese ausbleibt, die Blutkoagula eingetrocknet sind und die beständige Tamponade reinigend gewirkt hat, lassen sich die Verhältnisse übersehen. Man tut daher gut, die Fälle zunächst so zu behandeln und anzusehen, daß auch bei schlimmerem Befunde keine Gefahren entstehen. Daß wirkliche Basisfrakturen lebensgefährliche Erkrankungen sind, ist bekannt, und haben auch wir mehrfach Todesfälle nach denselben gesehen. Zuweilen trat der Exitus letalis erst nach Wochen ein und ziemlich plötzlich, nachdem man schon geglaubt hatte, daß alle Gefahr vorüber sei. Durch unsere Untersuchungen ist dargetan, daß die eigentlichen Basisfrakturen, da ein großer Teil derselben jetzt ausscheidet, gefährlicher sind, als man bisher angenommen, da der Prozentsatz von Todesfällen sich auf eine kleinere Zahl der Gesamtfälle berechnet. Die ältere Chirurgie vertrat diesen Standpunkt. So weiß ich, daß mein verstorbener Lehrer Wilhelm Busch, hier in Bonn, bei dem ich mehrere Jahre Assistent war, sich stets glücklich schätzte, wenn ein Fall von Basisfraktur in der Klinik zur Ausheilung gelangte.

Auf der anderen Seite sind von verschiedenen Autoren eine relativ große Anzahl von Sektionsbefunden zusammengestellt und veröffentlicht worden, wo sich eine unzweifelhaft geheilte Basisfraktur nachweisen ließ. Die Heilung solcher Frakturen wird ja wesentlich davon abhängen, ob die Fraktur von der Luft resp. von Keimen frei bleibt, geradeso wie auch sonst am Körper ein wesentlicher Unterschied zwischen komplizierten und nicht komplizierten Brüchen besteht. Die Möglichkeit der Einwanderung von Keimen bietet in erster Linie eine gleichzeitige Verletzung des Felsenbeins, die bis zur Oberfläche geht. Aber auch jetzt ist noch nicht gesagt, daß nun die Infektion eintreten muß. Denn es hängt vor allen Dingen davon ab, ob der äußere Teil der Verletzung sich infiziert und eitert. Dieses tritt nun aber in einer ganzen Anzahl von Fällen nicht ein und das ganze Streben der Ärzte muß darauf gerichtet sein, daß dies nicht eintritt, und man kann in der Hinsicht viel tun, möglichst sofortiger Luftabschluß durch große Verbände, Vermeidung aller Eingriffe, die reizen, vor allen Dingen nicht ausspritzen und nicht mit Medikamenten behandeln, die eventuell ins Mittelohr eindringen und dort irritieren können. Es haben nun unsere Untersuchungen dargetan, daß ein Vordringen der Basisfraktur bis zur äußeren Peripherie durchaus nicht immer die Regel ist, im Gegenteil sind die an der Peripherie gefundenen Brüche und Verletzungen in der größten Mehrzahl der Fälle isoliert und haben keine Kommunikation mit der Basisfraktur und sind außerdem in einer großen Anzahl von Fällen für sich vorhanden, d. h. ohne gleichzeitige Basisfraktur. Die Hauptaufgabe zur Verhütung der lebensgefährlichen Komplikationen bei Basisfrakturen hat der Ohrenarzt. Nach meiner Erfahrung wird dieser berechtigten Forderung in vielen Fällen noch nicht genügt. Selbst in großen Krankenhäusern werden die betreffenden Verletzten oft gar nicht, oder erst nach Wochen vom Ohrenarzt untersucht.

Eine wesentliche Unterstützung erfährt die Untersuchung in solchen Fällen durch die Anwendung des pneumatischen Trichters mit Lupenvergrößerung. Wer sich einmal gewöhnt hat beständig mit demselben zu arbeiten, ist in der glücklichen Lage, alle Verhältnisse viel deutlicher zu sehen. Um von mir selbst zu reden, so habe ich seit vielen Jahren das Prinzip, jeden Fall auch mit dem Siegleschen Spekulum zu untersuchen, und seit ich presbyopisch geworden bin, untersuche ich überhaupt nur mit diesem Instrument. Ich habe mir durch lange Übung das vergrößerte normale Bild so eingeprägt, daß ich alle Abweichungen davon sofort erkenne.

Wenn ich früher gesagt habe, daß in vielen Fällen der berechtigte Verdacht bestand, daß die vorgebrachten Klagen über Kopfschmerzen und Schwindel nicht der Wirklichkeit entsprachen, so will ich natürlich nicht damit gesagt haben, daß nicht auch in einer Anzahl von Fällen wir zu der Überzeugung gelangten, daß tatsächlich diese Beschwerden vorhanden sein konnten, nur mußten wir dann meistens zu einer anderen Erklärung greifen, als sie bisher in den Akten vorhanden war. Während dort die Basisfraktur mit ihren möglichen Konsequenzen als noch fortwirkend angesehen wurde, war nach unseren Untersuchungen der Hauptnachdruck auf die Verletzung des Schläfenbeins resp. des Ohres zu legen. Vor der Baranyschen Ära war der Beweis oft nicht leicht. Der Rombergsche Versuch gibt ja in vielen Fällen Anhaltspunkte über das Bestehen von Schwindelerscheinungen und Gleichgewichtsstörungen, aber nicht über ihre Lokalisation. Ich will hier gleich bemerken, daß der Rombergsche Versuch, sowie überhaupt noch andere Untersuchungsmethoden dann am reinsten und eindeutigsten ausfallen, wenn sie vorher bei den betreffenden Verletzten noch nicht angestellt sind. Bei Wiederholung des Versuches, oder wenn sie eine Abschrift eines Gutachtens schon in Händen haben, wissen sie meistens bald sehr wohl, was der Versuch zu bedeuten hat. Seit wir gelernt haben, den Vestibularapparat vom Hörapparat getrennt zu untersuchen, gelingt es uns in zahlreichen Fällen Schwindel und Gleichgewichtsstörungen, die direkt vom Ohre ausgehen, zu erkennen. Vor 1906 konnten wir dies ja nicht, da beschränkte sich die Untersuchung auf die Anwendung derjenigen Untersuchungsmethoden, welche den akustischen Teil des Labyrinthes prüften. Wurden hier Verletzungen nachgewiesen, so mußte uns das genügen, um überhaupt eine Labyrintherschütterung und ihre Folgezustände annehmen zu können. Es sind da sicher manche Fälle mit untergelaufen, wo der Vestibularapparat gesund war, denn heute wissen wir, daß jeder Teil unabhängig von dem anderen erkrankt sein kann. So sind auch wir früher verfahren. War die Knochenleitung und gleichzeitig die obere Tongrenze erheblich gestört, so war die Diagnose „Labyrintherschütterung" gesichert, und wir waren geneigt, die Klage über Kopfschmerzen und Schwindel für berechtigt anzusehen. Heute, wo wir jeden Teil gesondert untersuchen, werden in einer Anzahl von Fällen die Klagen über Schwerhörigkeit nicht zurückgewiesen werden können, falls die Prüfung des akustischen Teils uns eine Handhabe gibt. Dagegen sind wir oft genötigt mit Bestimmtheit zu leugnen, daß Schwindelanfälle vorhanden sind, zumal wenn sowohl der Rombergsche Versuch, wie auch die Prüfung des Vestibularapparates negativ ausfallen. So tritt dann doch wiederum, wenn auch in einem anderen Sinne wie früher, die Untersuchung des Ohres in den Vordergrund.

Die ungemein häufige Lokalisation der beschriebenen Brüche an ein und derselben Stelle, nämlich hinten oben, muß einen Grund haben. Wir sind geneigt, denselben in entwickelungsgeschichtlichen Dingen zu suchen. Bekanntlich entwickelt sich der Margo tympanicus unten und seitlich aus dem Annulus tympanicus, während der obere Teil, insbesondere die Pars ossea aus einem besonderen Knochenkern stammt, der vom Schuppenteil des Schläfenbeins herrührt. Es ist sehr wohl möglich, daß die Verschmelzungslinie einen schwächeren Widerstand bildet. Daß der Margo tympanicus überhaupt so oft bricht, hat wohl seinen Grund erstens in seiner Dünnheit und zweitens in dem Umstande, daß er leicht gebogen ist.

Die Länge des Risses war eine sehr verschiedene. Oft beschränkte er sich nur auf den Margo tympanicus, in anderen Fällen ging er über denselben hinaus, verschieden weit in die betreffende Gehörgangswand, wo er dann in eine sehr feine Spitze auslief. Die Grenzen des Risses waren stets wahrzunehmen. Besonders interessant waren diejenigen Fälle, wo der Riß sich nur auf den Trommelfellrand des Margo tympanicus beschränkte und durch einen dreieckigen Einkniff hier angezeigt war. An diesen Einkniff schloß sich dann unmittelbar die Narbe im Trommelfell an (geheilte Ruptur) (Fig. 6).

Unter den Ausfallserscheinungen, bei angenommener Schädelbasisfraktur, ist die Fazialislähmung diejenige, welche gewöhnlich in den Vordergrund gestellt wird. Bei den von mir beobachteten Fällen war mehrfach Fazialislähmung im Anfange festgestellt worden. Es war dabei nicht immer vermerkt, ob es sich um eine zentrale oder periphere handle. Gewöhnlich war die Fazialislähmung wieder zurückgegangen, wenn ich die Fälle sah. In einzelnen bestand sie aber, wenn auch in geringerem Grade noch fort, war aber dann stets peripher. Auch die frischen Fälle, welche ich gesehen habe, waren mehrfach mit Fazialislähmung kompliziert. Immer war die Lähmung peripher. Die Ursache lag daher im Felsenbein. Es konnte zunächst meist nicht entschieden werden, ob eine wirkliche Verletzung des Nerven vorlag, oder Kompression durch Blutung. Da die Lähmung in meinen eigenen Fällen meist rasch zurückging, so war das letztere der Fall. Bei wirklichen Schädelbasisfrakturen würde dann sich ein zentraler Sitz der Lähmung ergeben können, wenn der Nerv nach seinem Austritt aus dem Gehirn von den Folgen des Bruches getroffen würde, oder aber auch wenn der Bruch sich in das Felsenbein fortsetzte und durch den Porus acusticus internus ging. Da nun letzterer Bruch auch isoliert vorkommen kann, nach unseren Erfahrungen, d. h. als reiner Felsenbeinbruch, so würde eine zentrale Fazialislähmung immer noch nicht notwendigerweise für einen Bruch des Grundknochens sprechen. Es kommt noch dazu, daß auch diejenigen Lähmungen des Fazialis, welche zentral vom Knie ihren Sitz haben, aber doch noch zwischen dem Knie und der Eintrittsstelle im Porus acusticus internus liegen, vorhanden sein können, und durch Blutung oder Fissuren hervorgerufen werden, die auch das Labyrinth treffen. Unter den von mir beobachteten frischen Fällen war dreimal Fazialislähmung vorhanden peripherer Natur, nicht komplett und stets vorübergehend, wo der Bruch im Warzenfortsatz von der hinteren Gehörgangswand quer und horizontal nach hinten verlaufend gefunden wurde. Es waren Fälle, die wegen bedrohlichen, schweren Eiterungen operiert werden mußten. In einem weiteren Falle gab uns eine mächtige Sugillation am Warzenfortsatz, sowie das Röntgenbild darüber Aufschluß, daß genau derselbe Bruch vorlag. Auch hier war periphere Fazialislähmung nachzuweisen. Wir haben dann immer angenommen, daß eine Blutung in dem Fallopischen Kanal erfolgt sei durch die Nachbarschaft des Bruches. Bei den operierten Fällen konnten wir bestimmt nachweisen, daß der Bruch sich nicht bis in den Fallopischen Kanal erstreckte. Es war nun sehr interessant, daß in diesen Fällen auch jedesmal nicht nur eine Ruptur des Trommelfells, sondern auch ein Bruch des Margo tympanicus vorlag, der aber mit dem größeren Bruch im Warzenfortsatz keine Verbindung hatte. Der Bruch des Margo tympanicus lag jedesmal an typischer Stelle.

Ich gehe nun dazu über, einige Krankengeschichten mitzuteilen.

Fall 1.

Ernst L., 19 Jahre alt, aus U., Lehrhauer, verletzt am 5. November 1895. Der Verletzte war mit Schremmen der Kohlen beschäftigt, als sich plötzlich ein Nachfall vom Hangenden löste und den Genannten traf. In dem Befundbericht des Krankenhauses, in welches der Verletzte gebracht wurde, steht: Doppelseitiger Felsenbeinbruch und Schädelbasisbruch, Zerreißung beider Trommelfelle, starke Blutung aus beiden Mittelohren. Der genauere Hergang wird von dem behandelnden Arzte so geschildert, daß ein schwerer Stein aus einer Höhe von ca. 2 m den Hauer traf und drückte den Kopf des Verletzten in der Weise, daß der Verletzte mit dem rechten Ohr auf dem Liegenden, d. h. auf Kohlen aufzuliegen kam, während der ca. 2 m hohe Stein auf dem linken Ohr aufschlug. Der Stein hat nur ganz kurze Zeit aufgelegen und wurde sofort entfernt, anderenfalls hätte er den Verletzten zweifellos töten müssen. Der Patient war nach dem Unfalle bewußtlos, kommt aber zeitweise zu klarem Bewußtsein. Der linke Mundwinkel ist gegen den rechten stark herabgesunken und nach dem linken Ohr zu nach außen gezogen.

Nach der Überführung ins Krankenhaus wurden die äußeren Gehörgänge von Blut und Kohlepartikelchen gereinigt, mit Sublimat desinfiziert und mit Jodoformgaze tamponiert. In den nächsten Tagen fließen aus den äußeren Gehörgängen nach Entfernung der Jodoformgaze noch geringe Blutmengen aus; der Verlauf ist fieberfrei. Es besteht hochgradige Schwerhörigkeit, beide Trommelfelle sind ausgedehnt zerrissen. Die Lähmung der Muskulatur der linken Gesichtshälfte wird noch stärker. Die Trommelfellwunden schließen sich rasch. Da irgendeine Gefahr für das Leben nicht mehr vorliegt, wird Patient am 17. November aus dem Krankenhause entlassen und ambulatorisch weiter behandelt, namentlich durch Faradisation der Gesichtsmuskeln, Abschluß beider Ohren von der Außenluft durch leichte aseptische Verbände.

Ein späterer Bericht sagt: Die Hörfähigkeit ist namentlich rechts besser geworden, jedoch ist Verletzter noch immer schwerhörig und muß scharf aufmerken, um eine Unterhaltung führen zu können. Die linke Gesichtsmuskulatur ist noch in mäßigem Grade gelähmt. Es bestehen hochgradige Kopfschmerzen und starke Schwindelanfälle. Patient erhält vorläufig 100 % Rente. Es wird ohrenärztliches Gutachten beantragt. Dasselbe wird im Juni 1896 geliefert. Als objektiver Befund wird in demselben angegeben:

In der hinteren Hälfte des rechten Trommelfells zeigt sich eine große Narbe. Am linken Trommelfell sieht man eine punktförmige Narbe, hinter dem kurzen Fortsatz des Hammers; sonst keine auffallenden Veränderungen. Von Prüfungen des Hörvermögens sind nur Angaben über Flüstersprache vorhanden: rechts $^3/_4$ m, links 7—8 m. Patient erhält 60 % Rente.

Patient wird auch von einem Augenarzt untersucht, weil er das rechte Auge nicht schließen könne. Der Augenarzt konstatiert eine leichte Fazialislähmung der rechten Seite und zwar derjenigen Zweige, welche den rechten Lidschluß besorgen. Störungen in den Bewegungen der Augen liegen nicht vor. Der Augenspiegelbefund ist auf beiden Seiten derselbe. Eine Einengung des Gesichtsfeldes wurde konstatiert als Ausdruck der noch darniederliegenden Funktionen und Schwäche der zentralen Nervenfunktion. Eine Störung in der Leitung des Sehnervenstammes hat durch die Knochenverletzung an der Hirnbasis nicht stattgefunden. Ein späteres augenärztliches Gutachten stellte eine Besserung in der Fazialislähmung fest (im Dezember 1896) und eine Verbreiterung des Gesichtsfeldes um das Doppelte.

Eine ohrenärztliche Untersuchung fand dann ebenfalls Ende Dezember 1896 statt. Das Hörvermögen für Flüstersprache hatte sich auf $1^1/_2$ m gehoben. Im Februar 1897 wurde der Mann schon wieder untersucht, nachdem er 14 Tage lang auf der Zeche mit Ausklopfen von Kesselstein aus den Kesseln beschäftigt worden war und der Schwindel erheblich zugenommen hatte. Bei verbundenen Augen wurden keine Anhaltspunkte gewonnen, daß der Schwindel sich verschlimmert habe; gleichzeitig aber darauf hingewiesen, daß die Beschäftigung eine höchst unzweckmäßige gewesen sei. Ein weiteres Gutachten wurde geliefert im August 1897. Die Hörweite für Flüstersprache beträgt jetzt für das rechte Ohr 2 m. Wie immer, so klagt L. auch jetzt über häufig auftretenden Schwindel; allein, auch bei der jetzigen Untersuchung ergibt sich, trotzdem man den Mann wiederum bei verbundenen Augen sich hinstellen, mehrmals sich umdrehen, außerdem sich tief zur Erde bücken ließ, keine bestätigende Zeichen für das Vorhandensein von Schwindel. Der Verletzte wurde jetzt wieder einem Krankenhaus zur Beobachtung überwiesen. Nach dieser Beobachtung wurde wieder ein Gutachten abgegeben. Es heißt in demselben:

„Was die Klagen über Schwindel anbelangt, so lassen sich objektive Anhaltspunkte dafür nicht finden. Der Mann führt bestimmte Verrichtungen (Aufheben von Gegenständen) sicher aus. Stehen mit geschlossenen Augen ohne Schwanken. Bezüglich der Augen liegt schon spezialärztliches Gutachten vor.

Nach der Schwere der Verletzung zu urteilen — es handelt sich um einen Schädelbruch — ist es wohl anzunehmen, daß Beschwerden geschilderter Art vorliegen, ist doch auch noch eine Parese der mimischen Muskeln und des rechten Augenschließmuskels vorhanden. Jedenfalls ist es ratsam, daß der Mann noch keine schweren Arbeiten verrichtet. Leichte Arbeiten kann er zu machen beginnen. Seine Erwerbsverminderung schätzen wir alles in allem auf 50 %."

Im Dezember 1898 wurde nun der Fall von mir untersucht und begutachtet. Objektiv fanden sich an beiden Ohren durch den Unfall herbeigeführte Veränderungen. Am rechten Ohr befand sich in der linken Hälfte des Trommelfells eine große, dünne Narbe, welche mit dem deutlich sichtbaren absteigenden

Aste des Ambosses verwachsen war. Nach oben zu war eine abnorme Gefäßneubildung am knöchernen Abschnitte vorhanden und konnte mit dem Siegleschen Spekulum zweifellos eine geheilte Fissur im Knochen nachgewiesen werden. Auf dem linken Ohr befand sich ebenfalls ein Bruch der knöchernen Umrandung des Trommelfells nach hinten. Derselbe war vollkommen verheilt mit einer verkürzten Narbe der Weichteile, so daß der Trommelfellrand nach hinten trichterförmig ausgezogen erschien. Fazialislähmung war nicht mehr nachzuweisen. Die Knochenleitung, welche jetzt zum erstenmal geprüft wurde, erschien auf beiden Ohren nicht herabgesetzt. — Der Fall erscheint in mehrfacher Beziehung interessant und gibt über die in Rede stehende Frage bestimmte Aufschlüsse. Zunächst ist wohl ersichtlich, daß auf beiden Ohren ein äußerer Bruch des Schläfenbeins stattgefunden hat und zwar am rechten Ohr an der oberen Umrandung des Trommelfells, bei dem linken Ohr an der hinteren Umrandung. Die unmittelbar nach der Verletzung entstandene Blutung ist auf diese Brüche zurückzuführen. Die Bewußtlosigkeit nach dem Unfall ist Folge der begreiflicherweise eingetretenen heftigen Gehirnerschütterung. Die Annahme einer Schädelbasisfraktur findet zunächst keine Stütze. Die Fazialislähmung, welche der erst untersuchende Arzt unrichtigerweise auf der linken Seite gesucht hat, während sie nach dem Gutachten des Augenarztes auf der rechten Seite vorhanden war, kann peripherer Natur gewesen sein (in den Akten ist darüber nichts enthalten), und würde dann die Ursache derselben innerhalb des Felsenbeins zu suchen sein.

Fall 2.

G. Sch. aus K., 45 J. alt, Bergmann, verletzt im Mai 1897.

Sch. war beschäftigt, den auf dem Bergmittel liegenden Schram, zur besseren Gewinnung der Oberbank zu entfernen, als plötzlich aus der Oberbank ein Stück Kohle aufschlug und mehrere Gesteinsschalen mitriß. Dieselben trafen den Bergmann an der Stirne und erzeugten eine Lappenwunde oberhalb des linken Auges.

Der ärztliche Befund konstatierte eine große Lappenwunde, welche sich von der Stirne linksseitig über das linke Augenlid bis zum äußeren Augenwinkel hinzog. Dabei bestanden Zeichen eines Bruches der Schädelbasis, reichlicher Bluterguß aus dem rechten Ohre und aus der Nase. Das Bewußtsein war nicht gestört. Die Lappenwunde heilte ohne Störung. Sch. klagte andauernd über starke Kopfschmerzen und Schwindel, später über vermindertes Hörvermögen. Es wurde jetzt ein Ohrenarzt zugezogen und, da über vermindertes Sehvermögen geklagt wurde, ein Augenarzt.

Das ohrenärztliche Gutachten lautet: Es besteht Mittelohreiterung auf dem rechten Ohr und Perforation des Trommelfells. Die Eiterung nahm einen normalen Verlauf und die Perforation schloß sich innerhalb 14 Tagen. An Stelle der Perforation war eine dünne Narbe sichtbar. Die Hörfähigkeit des rechten Ohres war stark herabgesetzt, so daß Flüstersprache nicht mehr gehört wurde, Knochenleitung war erhalten. Beim Weberschen Versuch wurde die Stimmgabel nach rechts gehört, also nach dem kranken Ohr.

In dem augenärztlichen Gutachten wird angegeben, daß der linke Augapfel durch Schwund des hinter demselben gelegenen Fettzellgewebes zurückgesunken sei, Pupille reagiert auf direkten Lichteinfall kaum merklich, der Sehnerv ist weiß verfärbt, die Sehschärfe stark herabgesetzt. Es wird angenommen, daß diese Zustände direkte Folgen der Schädelverletzungen sind.

Der Fall gelangte dann im Jahre nachher zu meiner Untersuchung und Beobachtung. Es fand sich am rechten Trommelfell ein geheilter Riß in der hinteren Hälfte der vom äußeren Rande bis zum Manubrium reichte, und an denselben sich anschließend eine Fraktur des knöchernen Randes hinten oben. Die Knochenteile in der Bruchlinie lagen nicht fest aneinander, sondern es befand sich ein Spalt zwischen denselben; die betreffende Hautdecke war indes geheilt. Von der Bruchstelle an bis nach unten war die Umrandung des Trommelfells stark vaskularisiert. Das Hörvermögen war sehr stark herabgesetzt und die Knochenleitung aufgehoben. Aus der Nase entleerte sich ein eiteriger Ausfluß auf der rechten Seite. Schwindelanfälle und Kopfschmerzen waren andauernd noch vorhanden, und wurden von mir auf eine Miterkrankung des Labyrinthes zurückgeführt.

Beurteilung des Falles: Zunächst war wohl zweifellos eine Verletzung der Schädelbasis in diesem Falle vorhanden; da aber die Gewalt an der Stirne eingewirkt hatte, so werden wir dieselbe mehr nach vorne zu suchen haben, und nicht in der mittleren Schädelgrube. Hierfür spricht die konsekutive Erkrankung des rechten Sehnerven und die Blutung aus der Nase mit nachfolgender Eiterung. Außerdem lag aber unzweifelhaft eine periphere Fraktur im rechten Felsenbein vor, die ihrerseits die Blutung aus dem Ohr veranlaßte und später von mir als Fraktur des Margo tympanicus aufgefunden wurde. Auch hier war der Trommelfellriß die unmittelbare Fortsetzung des Knochenbruches.

Das Fehlen der Knochenleitung bei unseren Prüfungen mußte als gleichzeitige Verletzung des Labyrinthes gedeutet werden. Ob hier nur Blutung oder auch Fortsetzung der Fraktur vorlag, konnte natürlich nicht entschieden werden. Mit dieser Labyrintherkrankung waren auch die erheblichen Schwindelanfälle erklärt, an denen der Patient litt.

Fall 3.

Pferdetreiber J. R. aus O. erlitt am 31. Januar 1895 dadurch einen Schädelbruch (gemäß den Akten), daß an seinem, mit leeren Wagen besetzten Zuge im Bergwerke, ein anderer leerer Wagen angeschoben wurde, und er beim Ankoppeln zwischen die Wagen gequetscht wurde. Der Verletzte fiel sofort bewußtlos hin und wurde nach dem Krankenhause gebracht, anfangs war er nicht vernehmungsfähig. Diese fand erst am 26. Februar statt.

Der ärztliche Befund lautet: Schädelbruch und zwar der Schädelbasis mit Zerreißung beider Trommelfelle, Blutung aus beiden Ohren.

Die Prognose lautet: R. wird voraussichtlich sterben. Der ganze Gesichtsausdruck ließ eine Lähmung der Gesichtsmuskeln nicht verkennen. Der Puls war sehr verlangsamt. Die Bewußtlosigkeit dauerte 6 Tage, dann besserte sich das Befinden. Das in diesen Tagen lästige Erbrechen hörte auf. Die in beiden Armen vorhandene Lähmung ging zurück, so daß er dieselben bei seiner Entlassung wieder gebrauchen konnte. Die Blutungen aus Ohren und Nase hörten auf. Die Lähmung der Gesichtsmuskeln blieb bestehen. Das Hörvermögen blieb schlecht; er hörte nur lautes Anrufen aus nächster Nähe. Die in dieser Zeit vorgenommene Untersuchung ergab völlige Zerreißung beider Trommelfelle. Aus den Ohren floß schmutzig braune Flüssigkeit. Der Gang war unsicher, der Puls war bei der Entlassung normal.

Eine spätere Befundaufnahme sagt: Bei der Besichtigung des Gesichts fällt außer der blassen Gesichtsfarbe besonders auf, daß der linke Mundwinkel bedeutend niedriger steht, als der rechte. Die linke Nasolabialfalte ist verstrichen, die Sprache ist lallend und das Gehör sehr schlecht. Beiderseits ist das Trommelfell zerstört, und es finden sich dort Granulationen.

R. klagt über Schwindelgefühl und Schwäche, der Gang ist unsicher, er weicht immer von der eingeschlagenen Richtung ab, die Lähmung der Arme ist vollständig verschwunden.

R. bleibt im Krankenhaus bis zum 22. April.

Ein Bericht vom 26. Juli 1896 besagt: Es sind noch vorhanden als Folgen der Verletzung, Schwindelgefühl, Kopfschmerzen und Gehörstörung. Die linksseitige Fazialislähmung ist nicht mehr vorhanden, wohl aber bestehen auf der linken Seite fibrilläre Zuckungen. Lähmungen waren weder im Gesicht, noch an den Armen oder Beinen vorhanden. Gehör angeblich stark herabgesetzt, doch kann man sich durch lautes Sprechen mit ihm verständigen. Beim Stehen mit geschlossenen Augen tritt kein Schwanken des Körpers ein. Die Sehnenreflexe wurden in normaler Stärke ausgelöst, das Empfindungsvermögen ist erhalten, der Gang nunmehr sicher und gut. Die Muskulatur des Körpers zeigt eine sehr gute Entwicklung und reagiert in allen Teilen prompt auf den unterbrochenen elektrischen Strom. Störungen des Blutkreislaufes oder des Bewegungsvermögens sind nicht vorhanden; er vermag komplizierte Bewegungen, wie Anziehen und Ausziehen seiner Kleider gewandt und sicher auszuführen. Der Urin ist frei von Eiweiß und Zucker. An den Lungen und an dem Herzen ist nichts krankhaftes nachweisbar, Herztätigkeit regelmäßig und gut. Sämtliche normalerweise möglichen Bewegungen der Wirbelsäule können gut und prompt ausgeführt werden. Es ist somit eine wesentliche Besserung eingetreten. R. ist durchaus fähig zum Verrichten leichter Arbeit. Selbst wenn wir einen höheren Grad von Schwerhörigkeit als vorhanden annehmen, würden wir ihn nach dem gegenwärtigen Befund nur noch um 50 % in seiner Erwerbsfähigkeit als geschädigt betrachten können.

Wir erachten übrigens für zweckmäßig einen genauen Befund der noch bestehenden Gehörstörungen durch einen Spezialarzt für Ohrenkrankheiten aufnehmen zu lassen.

Die ohrenärztliche Untersuchungen fand statt am 10. August 1896. Patient klagt noch über Schwindel und Kopfschmerzen, welche in unbestimmten Zwischenräumen wiederkehren sollen; außerdem über beiderseitige Schwerhörigkeit und Geräusche namentlich im linken Ohr. Der Schwindel soll dann besonders auftreten, wenn sich R. rasch bewegt.

Der Befund der Ohren ist folgender: In beiden äußeren Gehörgängen befindet sich eine geringe Menge Ohrenschmalzes, nach dessen Entfernung an den unteren Gehörgangswänden Knochenverdickungen sichtbar sind. Beide Trommelfelle sind blaugrau und nach einwärts verlagert ohne Lichtkegel. Am linken Trommelfell ist der Hammergriff (der untere Teil des äußeren Gehörknöchelchens) gebrochen und in einer Winkelstellung zugleich mit dem größten Teil der Membran an der inneren Paukenhöhlenwand festgewachsen. Im hinteren oberen Quadranten ist noch eine deutliche Narbe sichtbar, welche ebenfalls wie die Hammergriffsfraktur mit dem Unfall in Verbindung zu bringen ist.

Die Hörprüfung ergibt, daß Flüsterzahlen rechts ins Ohr, links gar nicht gehört werden. Die Stimmgabel wird vom Scheitel nach rechts verstärkt, hohe und tiefe Töne rechts herabgesetzt, links nicht gehört. Durch mäßig lautes Sprechen kann man sich mit R. verständigen. Beide Gesichtsnerven lassen in ihrer Funktion keinen Unterschied mehr erkennen, so daß es nicht mehr möglich ist, die Seite der früheren Gesichtslähmung durch die Untersuchung zu bestimmen. Schwindel: Patient bückt sich und hebt Gegenstände von der Erde auf, ohne Gleichgewichtsstörung zu bekommen; dagegen geht er bei geschlossenen Augen mit gespreitzten Beinen und taumelnd durch das Zimmer.

Eine Veränderung ist insofern zu bemerken, als sich das Gehör gebessert hat. Das Hörvermögen besserte sich auch noch auf dem rechten Ohre nach Anwendung der Katheterluftdusche, so daß Flüsterzahlen von R. bis $^1/_2$ m weit gehört wurden. Es wäre deshalb zu versuchen, durch weitere Anwendung der Luftdusche eine dauernde Besserung zu erzielen. Ferner sind die Gesichtsmuskel- und Extremitätenlähmungen verschwunden.

Das Heilverfahren ist noch nicht beendet.

Ärztliches Gutachten vom 24. September 1896.

Kopfschmerzen und Schwindel haben sich bedeutend gebessert, insofern, als die Kopfschmerzen früher den ganzen Tag anzuhalten pflegten, jetzt aber nur des Morgens auftreten.

Die sichtbaren Veränderungen des Ohres sind dieselben wie in der am 10. August d. J. angestellten Untersuchung beschrieben wurde. Die Hörprüfung ergibt heute, daß durch eingeleitete Behandlung das rechte Ohr sich gebessert, während auf dem linken Ohr der frühere Zustand geblieben ist.

R. hört Flüstersprache rechts bis $^1/_2$ m, links nicht ins Ohr.

R. kann versuchsweise leichtere Arbeit verrichten an solchen Stellen, an denen er infolge seines verminderten Hörvermögens keiner Gefahr ausgesetzt ist. Die Verminderung seiner Erwerbsfähigkeit beträgt vorläufig noch 50 %.

Ärztliches Gutachten vom 29. April 1897.

Patient klagt noch über Schwindel, der namentlich während der Dunkelheit auftrete, Kopfschmerzen und Schwerhörigkeit. Die Kopfschmerzen würden beim Bücken schlimmer. Beide Trommelfelle zeigen Residuen früherer Mittelohreiterung, die im Anschluß an den erlittenen Unfall aufgetreten war. Die Hörprüfung ergibt für Flüstersprache eine Hörweite rechts von $^1/_2$ Fuß, links werden nur laute Worte ins Ohr gehört, die Stimmgabel C vom Scheitel aus nach rechts herabgesetzt, links wird sie nicht gehört. Die frühere Erwerbsfähigkeit ist noch nicht wieder hergestellt. Die Verminderung derselben beträgt 50 %. Nach einem Jahr ist eine erneute Untersuchung des Verletzten erforderlich.

Ärztliches Gutachten vom 12. April 1898.

Patient klagt über Schwerhörigkeit, Schwindel im Dunkeln, zuweilen Schmerzen im linken Ohr und Eiterung im linken Ohr, Kopfschmerzen in der Stirne über dem linken Auge, als bestehende Folgen des Unfalles.

Der gegenwärtige Befund ist: rechts Residuen, status idem, d. h. der gleiche Befund des Ohres wie am 28. September. Links findet sich eine stark riechende Eiterung, welche aus dem Mittelohr kommt, und zu Granulationen im Gehörgang von der Paukenschleimhaut stammend, geführt hat. Flüsterzahlen werden rechts bis 1 Fuß, links nicht ins Ohr gehört. Eine wesentliche Änderung ist seit der letzten Rentenfestsetzung insofern eingetreten, als auf dem linken Ohr eine schwere Mittelohreiterung entstanden ist, welche notwendigerweise der ohrenärztlichen Behandlung bedarf, sofern nicht eine spätere völlige Erwerbsunfähigkeit eintreten soll. Das Gehör hat sich auf dem rechten Ohr etwas gebessert, während es links noch schlechter geworden ist.

Die Verminderung der früheren Erwerbsfähigkeit beträgt wiederum 50 %.

Das Heilverfahren ist fortzusetzen.

Ärztliches Gutachten vom 9. Juni 1898.

Patient klagt über Schwerhörigkeit, Schwindel in der Dunkelheit und beim Bücken und Kopfschmerzen, als Folgen des Unfalles. Alle Erscheinungen haben sich aber gebessert.

An dem linken Ohr besteht noch eine Eiterung aus dem Mittelohr und aus dem Warzenfortsatz, in welchen eine Fistel führt. Das Hörvermögen hat sich soweit gebessert, daß er rechts Flüstersprache und links laute Sprache ins Ohr hört.

Patient muß noch weiter in ohrenärztlicher Behandlung bleiben.

Die Verminderung der Erwerbsfähigkeit beträgt immer noch 50 %.

Ärztliches Gutachten vom 11. November 1898.

Als noch bestehende Folgen der Verletzung gibt Patient Schwerhörigkeit, Ohrengeräusche und Schwindel beim Bücken an. Der gegenwärtige objektive Befund ist: Residuen früherer Mittelohreiterung im linken Ohr, eine Narbe, Verlagerung und Verdickung des teilweise zerstörten Trommelfells. Flüsterzählen werden links ins Ohr, rechts $2^1/_2$ m weit gehört. Die Eiterung ist zwar auf dem linken Ohr geheilt, jedoch ist die Hörfähigkeit links dieselbe geblieben.

Die Verminderung der früheren Erwerbsfähigkeit beträgt jetzt 30 %.

Patient ist infolge seiner Schwerhörigkeit imstande nur „über Tage" zu arbeiten, und zwar nur an Orten, wo er seines schlechten Hörens wegen keiner Gefahr ausgesetzt ist.

Am 20. Februar 1899 wurde der Verletzte von uns untersucht.

Es fanden sich zunächst beide Gehörgänge von Kohlenstaubmassen und Cerumenanhäufungen so ausgefüllt, daß eine genaue Untersuchung nicht nötig war, da die Reinigung durch Ausspülungen nicht gestattet war, indem man auf die Persistenz von

Perforationen gefaßt sein mußte. Die Reinigung wurde deshalb instrumentell vorgenommen, was erst allmählich zum Ziele führte. Es ergab sich nun, daß durch die Verletzung eine bedeutende Zertrümmerung des Knochens sowie ausgiebige Zerreißung des Trommelfells stattgefunden hatte. Ich beginne mit der Beschreibung der Details zunächst am rechten Ohre. Hier konnte ein Bruch in der unteren Gehörgangswand nachgewiesen werden, derselbe war verheilt und zeigten sich seitlich von der Bruchstelle zwei wellartige Leisten (Fig. 10). Der Knochenbruch setzte sich dann mit Überspringung des Trommelfells in die obere Gehörgangswand fort. Der Knochen war hier auseinandergewichen und war die Lücke, mit Ausnahme einer kleinen runden Stelle, durch membranartiges Narbengewebe ausgefüllt. Das Trommelfell war mehrfach von Narben durchsetzt und stark eingezogen. — Das Hörvermögen dieses Ohres erwies sich stark herabgesetzt, so daß Flüstersprache rechts auf 6 cm vernommen wurde.

Die Verletzung des linken Ohres erwies sich noch viel stärker. Hier war ebenfalls die untere Gehörgangswand gebrochen gewesen. Analog wie am anderen Ohr war dann der Bruch in der oberen Gehörgangswand weitergegangen. Die beträchtliche Lücke, welche der Bruch hier im Knochen erzeugt, war indes hier nicht wie am rechten Ohr durch Narbenmassen geschlossen, sondern offen, und man sah hierdurch in eine größere unregelmäßig begrenzte Höhle (Fig. 9). Als Ausdruck der ausgedehnten Zerreißung, welche das Trommelfall erfahren hatte, waren zahlreiche Narben vorhanden. Der Hammergriff war gebrochen gewesen und waren die beiden Bruchstücke schief aneinandergeheilt. — Die Prüfung des Hörvermögens dieses Ohres ergab, daß dasselbe taub war. Außer diesen Veränderungen konnte eine leichte linksseitige Fazialislähmung, sowie periodisch auftretende Zuckungen in den Gesichtsmuskeln in der linken Seite nachgewiesen werden. — Die Klagen des Patienten bezogen sich außer auf die geschilderten Veränderungen (Schwerhörigkeit, Gesichtslähmung) auf das Vorhandensein von Schwindelanfällen.

Nach dieser Befundaufnahme hatte bei dem Unfall ein Bruch beider äußeren Gehörgangswände im unteren Abschnitt stattgefunden. Der Bruch setzte sich dann mit Überspringen des Trommelfells in die obere Gehörgangswand fort, vom Margo tympanicus an. Das Trommelfell war ebenfalls zerrissen gewesen, und war an beiden Ohren der Riß zugeheilt. Der Bruch der unteren äußeren Gehörgangswand war mit einer starken Verdickung des Knochens geheilt. Es hatte also hier Kallusbildung stattgefunden. Der Bruch an der oberen Umrandung des Trommelfells war, wie das immer bei Schädelknochen vorkommt, wenn die Enden disloziert sind, an dem einen Ohr (rechts) durch Bindegewebe, welches sich membranartig zwischen den Bruchenden ausspannte, geheilt. Am linken Ohr war die Lücke noch offen, und sah man in eine größere Höhle. Bezüglich des linken Ohres ist noch zu bemerken, daß auch der Hammergriff gebrochen und die beiden Bruchstücke schief aneinander geheilt waren. Die linksseitige Fazialislähmung war peripherer Natur.

Es ist nun durchaus wahrscheinlich, daß im vorliegenden Falle, besonders mit Rücksicht auf die im Anfang vorhanden gewesenen schweren Symptome, eine Basisfraktur vorgelegen hat. Diese kann aber schon durch eine Fortsetzung der Brüche nach der oberen Seite des Felsenbeins hin gegeben sein. Jedenfalls ist wiederum bemerkenswert, daß die stärkere Blutung aus beiden Ohren unmittelbar nach dem Unfall in den äußeren Brüchen des Knochens ihre Erklärung findet, und daß erst das Hinzukommen von schweren Ausfallserscheinungen die Basisfraktur erkennen ließ.

Bemerkenswert ist in vorliegendem Falle die Tatsache, daß die Brüche der unteren Gehörgangswand mit Kallusbildung geheilt waren. Es hatte also auch jedenfalls vorher eine provisorische Kallusbildung stattgefunden. Bekanntlich findet bei Schädelknochen eine provisorische Kallusbildung nicht statt. Die Bruchflächen heilen durch bindegewebige Brücken aneinander. Ist stärkere Dislokation vorhanden, so bleiben auch diese bindegewebigen Brücken aus, jedoch nicht immer, da sie in einzelnen Fällen sich membranartig zwischen den Bruchstellen ausspannen. Es verhalten sich nun die äußeren Teile des Ohres in bezug auf diesen Punkt verschieden. Der Margo tympanicus verhält sich stets wie ein echter Schädelknochen. Seine Brüche heilen niemals unter Kallusbildung. Geht die Bruchlinie über den Margo tympanicus hinaus in die hintere oder obere Gehörgangswand, so habe ich auch hier niemals Kallusbildung gesehen. Dagegen tritt stets Kallusbildung auf bei Brüchen der unteren und vorderen Gehörgangswand. Unter den wenigen Fällen, wo ich einen Bruch in der vorderen Umrandung des Trommelfells fand, war deshalb einer besonders bemerkenswert, weil sich die Bruchlinie in die vordere Gehörgangswand fortsetzte und nun beide Formen nebeneinander lagen, im Margo tympanicus bindegewebige Verwachsung, in der vorderen Gehörgangswand Kallusbildung und Hervorspringen der verdickten Wand an der betreffenden Stelle (Fig. 8 u. 13).

Fall 4.

In einem Falle, den ich jetzt beschreiben will, den ich im Jahre 1908 beobachtete und behandelte, war ebenfalls ein Bruch der vorderen Gehörgangswand vorhanden, und auch dieser heilte mit beträchtlicher Kallusbildung, so daß nach der Heilung die geheilte Bruchstelle weit in den Gehörgang vorragte und mit dem höchsten Punkt ihrer halbkugeligen Erhebung bis in die Visierlinie des kleinen Fortsatzes reichte. Daneben war eine Zerreißung der Membrana flaccida vorhanden und Zertrümmerung der Pars ossea nach vorn (Fig. 13).

Es handelte sich um einen Studenten U. R., welcher im Rausch ausrutschte und eine Steintreppe, die nur eine Stufe hatte, herunterfiel. Er schlug nach rückwärts und blieb bewußtlos liegen. So wurde er gefunden, und es wurde sofort gemerkt, daß ihm aus dem linken Ohr Blut floß. Man transportierte ihn nach Hause. Am anderen Tage kam er ins Krankenhaus, wo ich ihn sah. Die Bewußtlosigkeit war inzwischen geschwunden und das Sensorium ganz klar. Er klagte über Schwindel und eingenommenen Kopf. Aus dem Ohre floß immer noch etwas Blut. Der Gehörgang war voll von Blutgerinnsel und war nichts zu erkennen. Fazialislähmung war nicht vorhanden. Hinter dem Ohr war eine Sugillation. Der Gehörgang wurde mit Gaze tamponiert und Okklusionsverband angelegt und Bettruhe verordnet. Bei dem täglichen Wechsel des Verbandes war in den ersten Tagen der Tampon immer noch mit Blut durchtränkt. Nach mehreren Tagen entwickelte sich eine ganz leichte serös blutige Absonderung, die nachher in eine rein seröse überging. Ganz zuletzt schloß sich eine geringe Eiterabsonderung an, die später auch verschwand, so daß Patient nach vier Wochen als geheilt entlassen werden konnte. Die Details der Verletzung haben wir erst viel später kennen gelernt, da zunächst noch alles mit etwas Krusten bedeckt war. Die subjektiven Beschwerden, wie Kopfschmerz und Schwindel waren in der ersten Zeit nur noch ganz sporadig vorhanden, und verschwanden dann gänzlich, so daß der Patient (die Verletzung fand im Juni statt) nach Ablauf der Ferien seine Studien wieder aufnehmen konnte.

Der Zufall hat es gewollt, daß ich diesen Fall am 29. September d. J. revidieren mußte, da der Herr sich in eine Lebensversicherung aufnehmen lassen wollte. Die zirkumskripte Knochenverdickung an der vorderen Wand des Gehörganges war unverändert vorhanden, ebenso der große Defekt in der Pars flaccida und ossea nach vorn. Von diesen Teilen stand nur ein Rudiment nach hinten. Das Hörvermögen war außerordentlich gut, Knochenleitung vollkommen erhalten, Hörweite für Flüstersprache mindestens 10 m.

Auch in diesem Falle war die äußere Fraktur des Schläfenbeins die Quelle der stärkeren Blutung. Es waren aber Anzeichen vorhanden, daß außerdem eine Basisfraktur stattgefunden hatte, vor allen Dingen die Sugillation am Warzenfortsatz.

Fall 5.

O. F. aus B., 18 Jahre alt, Postbeamter, wurde am 29. Juni 1903 auf einem Dienstgange abends von unbekannten jungen Leuten überfallen und mit schweren Stöcken mehrfach über den Kopf geschlagen. Er wurde am anderen Morgen bewußtlos gefunden und nach einem Krankenhause gebracht. Nach fünftägigem Aufenthalt in der Anstalt wurde er der Ohrenpoliklinik überwiesen, da das rechte Ohr, aus dem gleich anfangs Blut geflossen war, eiterte. Als wir den Verletzten zuerst sahen, bestand periphere Fazialisparese und akute Mittelohreiterung. Die Eiterung war wohl darauf zurückzuführen, daß man, um die Diagnose festzustellen, das Ohr durch Ausspritzen von Blutgerinnsel gereinigt hatte. Am Warzenfortsatz war eine starke Sugillation vorhanden. Ausfallserscheinungen, welche auf eine Basisfraktur hinwiesen, waren nicht zu sehen. In den ersten Tagen war eine genaue Diagnosenstellung, inwieweit das Ohr verletzt war, nicht möglich, wegen außerordentlich reicher Abstoßung von Epidermislappen am Trommelfell und im knöchernen Gehörgang. Es wurden antiseptische Verbände angelegt, die täglich gewechselt wurden. Nach einigen Tagen gelang es, eine Fraktur des Margo tympanicus hinten oben, an typischer Stelle festzustellen, sowie eine Fortsetzung desselben in das Trommelfell als Riß. Der Fall verlief zunächst ganz normal, die Fazialisparese bildete sich zurück und die Eiterung hielt sich in mäßigen Grenzen, bis der Verletzte plötzlich am 1. August mit hohem Fieber und Schwindelerscheinungen erkrankte. Er wurde jetzt am 2. August in das Hospital aufgenommen, und am 3. wurde zur Eröffnung des Warzenfortsatzes geschritten. Nachdem die Weichteile durchschnitten und abgelöst waren, lag sofort eine Fraktur, die horizontal quer durch den Warzenfortsatz oberhalb der Zitze nach hinten verlief und 6 cm lang war, zu tage. Die hintere Gehörgangswand war von der Fraktur verschont geblieben und verlief die Fraktur sich in die nunmehr eiterig entzündeten Zellen des Warzenfortsatzes. Die Frakturenden standen nur sehr wenig voneinander ab, und lief die Fraktur nach hinten ganz spitz zu. Es wurden die Frakturenden abgetragen und zeigte sich, daß die nun freiliegende Dura mater im Bereiche der Fraktur mit Granulationen besetzt war. Ich nahm soviel von den Frakturenden fort, daß die gesunde Dura allseitig frei lag. Ebenso wurde der Warzenfortsatz, der eine zentrale Einschmelzung zeigte, ausgeräumt. Die Sinusgegend war anscheinend noch gesund. Da nach dem operativen Eingriff das Fieber nicht wich, wurde am 6. August der Sinus freigelegt und ein perisinuöser Abszeß gefunden. Die Sinuswand war aufgelockert und schimmerte an einer Stelle gelblich durch, so daß wir den Sinus spalten mußten und dabei sich Eiter aus demselben entleerte. Ein Thrombus wurde nicht gefunden. Wir nahmen aber Veranlassung zur Sicherheit die Jugularis zu unterbinden. Auch dieser Eingriff hatte auf das Fieber keinen Einfluß, dasselbe blieb vielmehr andauernd hoch. Irgendwelche intrakranielle Symptome waren nicht vorhanden und traten auch nicht auf, so daß Meningitis und Gehirnabszeß ausgeschlossen blieben, und wir das Fieber als septisches auffassen mußten. Die Temperatur ging jeden Abend bis 40° und fiel gewöhnlich gegen Morgen nur um 1°. Am 21. August zeigte sich am rechten Unterarm die Entwicklung eines Abszesses. Derselbe wurde gespalten, ging tief zwischen die Muskeln, so daß auf der Rückseite des Armes eine Gegenöffnung gemacht werden mußte. Welche Ausdehnung der Abszeß genommen, geht am besten aus dem Umstande hervor, daß heute noch, also nach zehn Jahren, die Spaltungsnarbe 20 cm lang ist. Jetzt wiederholte sich die Abszeßbildung an den verschiedensten Stellen des Körpers, rechter Oberarm, linker Unterarm, beide Glutäen, rechter Oberschenkel, Gelenk zwischen Klavikula und Sternum, von hier ausgehend ein Abszeß unter der linken oberen

Rippe, so daß die Pleura frei lag. Jedesmal kündigte sich die neue Abszeßbildung durch eine Steigerung der Temperatur an und meist war dann schon nach 24 Stunden der Abszeß zum Öffnen reif. Bei allen diesen intramuskulären Abszessen war die deckende Haut nicht mitbeteiligt. Nachdem der letzte Abszeß sich gebildet hatte, ging das Fieber zurück und trat von jetzt an Rekonvaleszenz ein. Der Patient war inzwischen zum Skelett abgemagert. Die Heilung der Operationswunde am Warzenfortsatz und Umgebung nahm einen normalen Verlauf und endete mit der Bildung einer retroaurikulären dauernden Öffnung.

Der Fall ist aus mehreren Gründen bemerkenswert. Zunächst muß betont werden, daß auch hier wiederum als Quelle der stärkeren Blutung aus dem Ohr die randständige Fraktur am Margo tympanicus angesehen werden muß. Wenn auch unabhängig davon bei der Operation eine Basisfraktur in der Gegend des Warzenfortsatzes gefunden wurde, so war diese vorher durch nichts angezeigt.

Daß der Fall wahrscheinlich ganz anders verlaufen wäre, wenn die Verletzung des Trommelfells und des knöchernen Randes vor Infektion bewahrt worden wären, darf mit Fug und Recht behauptet werden.

Gleichzeitig zeigt dieser Fall, was ein Mensch alles aushalten kann. Glücklicherweise hat es sich nur um eine äußere Pyämie gehandelt und waren der kleine Kreislauf und die inneren Organe verschont geblieben.

Fall 6.

Der Arbeiter A. B. aus B. verunglückte im Dezember 1902, indem er von einem Wagen herunterfiel. Er kam mit der rechten Seite zur Erde. Zunächst wurde eine Quetschung des rechten Schultergelenks konstatiert.

Er wurde ins Krankenhaus gebracht, wo er bis Ende April verblieb. Am Hinterkopf fand man nur eine oberflächliche Hautwunde. Im Juni 1903 wird er an einer Mittelohreiterung behandelt. Ein Ohrbefund war bis dahin nicht aufgenommen worden. Der Verletzte wurde wieder ins Krankenhaus gebracht, wo er nunmehr die Angaben machte, daß ihm gleich nach der Verletzung Blut aus dem rechten Ohr geflossen sei. Als er im Juni zum Ohrenarzte kam, war die Eiterung schon weit fortgeschritten, so daß die Eröffnung des Warzenfortsatzes nötig wurde. Im Februar 1904 kam er in unsere Behandlung.

Der Zustand des Ohres war so, daß ohne einen erneuerten operativen Eingriff, eine Heilung nicht zu erwarten war. Die frühere Operation war offenbar nur eine partielle Eröffnung des Warzenfortsatzes gewesen. Bei der Aufnahme ins Hospital eiterte das rechte Ohr sehr stark, der Knochen hinter dem Ohr war bei Druck schmerzhaft, es bestanden Kopfschmerz, Schwindel und Brechneigung. Nach Freilegung des Warzenfortsatzes fand sich, daß die frühere Operationswunde nur an der Oberfläche geheilt war. In der Tiefe des Knochens fand sich eine, mit Granulationsgewebe ausgefüllte Höhle. Nach Entfernung der Fleischwucherungen zeigte sich der Knochen in weiter Ausdehnung nach hinten erkrankt, und als die kranke Stelle ausgiebig freigelegt war, fand sich eine Bruchstelle im Schädel. Dieselbe war von Granulationen und Eiter umgeben. Es mußte der ganze, zerstörte Knochen entfernt werden und wurden die Gehirnhäute in ziemlicher Ausdehnung bloßgelegt. An diesen operativen Eingriff schloß sich dann die Radikaloperation des Mittelohres. Bei der Freilegung der knöchernen Gehörgangswand fand sich hinten oben eine verheilte Fissur des Margo tympanicus. Wir hatten dieselbe vor der Operation nicht diagnostizieren können, da der äußere Gehörgang stark zugeschwollen war.

Die Heilungsdauer dieses Falles nahm sehr lange Zeit in Anspruch. Während sie in den ersten Wochen normal verlief, trat plötzlich wieder Fieber und Schwindelerscheinung auf, so daß wir die Wunde wieder breit öffnen mußten und einen Abszeß an der harten Hirnhaut vorfanden. Wir ließen nunmehr die Operationswunde hinter dem Ohr offen. Die Epidermisierung schritt ungeheuer langsam voran und war die vollkommene Epidermisierung erst innerhalb Jahresfrist erreicht.

Dieser Fall ist besonders deshalb interessant, weil die Fraktur, die fast identisch war mit derjenigen, welche in dem vorhergehenden Falle beschrieben, zuerst ganz latent verlaufen ist. Das Ohr hatte nach Angabe des Verletzten unmittelbar nach dem Unfalle geblutet, man hat aber wahrscheinlich angenommen, daß das Blut von der Wunde am Hinterkopf in das Ohr hineingelaufen war. Jedenfalls ist ihm gar keine Bedeutung beigelegt worden. Die Ruhe, zu der er wegen seiner Schulterquetschung im Hospital verurteilt war, ist für die Heilung der äußeren Verletzung des

Schläfenbeins zweifellos sehr förderlich gewesen. In der Krankengeschichte ist nun hier insofern eine Lücke, als aus ihr mit Deutlichkeit nicht hervorgeht, wann die Mittelohreiterung bei dem Verletzten eingesetzt hat. Über ihre Entstehung gibt es verschiedene Möglichkeiten. Es kann durch den noch offenen Trommelfellriß von außen eine Infektion stattgefunden haben, es kann aber auch die Mittelohreiterung sich ausgebildet haben, durch Infektion von der Tuba aus, nach einer Erkältung oder sonst wie. Die Fraktur am Warzenfortsatz, die noch nicht ausgeheilt war, ist dann auf dem Wege über den Warzenfortsatz hin, in den Kreis der Infektion mit hineingezogen worden. Die Dura mater wurde bei dem Bruch des Knochens nicht verletzt, genau, wie das in dem vorherbeschriebenen Falle ebenfalls nicht stattfand. Ausfallserscheinungen wurden in keinerlei Weise ausgelöst.

Fall 7.

Bergmann H. L. aus W., wurde am 1. Mai 1891 im Alter von 16 Jahren auf folgende Weise verletzt:

L. war als Pferdeführer beschäftigt und im Begriff einen vollen Zug zum Schacht zu bringen. An einer Stelle blieb das Pferd stehen und zog auch trotz wiederholten Anrufens nicht an. L. ist dann hinter das Pferd getreten, um es anzutreiben. Im Vorbeigehen hat das Pferd ausgeschlagen und dem L. Verletzungen beigebracht. Zeugen sind beim Unfall nicht zugegen gewesen.

Den vorstehend geschilderten Hergang des Unfalles hat der Verletzte nach seiner Auffindung selbst erzählt.

Im Krankenhaus, wo er seit seinem Unfall war bis 21. Juni, ist vom Arzt folgendes begutachtet worden:

Der bis dahin gesunde L. ist nach seiner Verletzung im Krankenhaus behandelt worden. Nach seiner Entlassung bis heute (15. August) ist sein Zustand im wesentlichen der gleiche geblieben, nämlich abgesehen von Schmerzen in der Rippengegend eine Reihe von Symptomen, welche auf einen Bruch der Schädelbasis bezogen werden müssen. Es sind dies hauptsächlich rechtsseitige Gesichtslähmung, abwechselnde Eiterung aus beiden Ohren und hochgradige Schwindelanfälle, welche von kaltem Schweiße, Atemnot und großer Hinfälligkeit begleitet werden.

Von demselben Arzt am 23. Oktober 1891.

Der Schmerz in der Rippengegend hat sich verloren, die rechtsseitige Gesichtslähmung ist geringer geworden, jedoch tritt bisweilen Ohrenfluß auf. Die Ohnmachstanfälle waren unter dem Gebrauch von Bromkalium ausgeblieben, sind aber neuerdings, nachdem das Medikament wegen eines Bromausschlages ausgesetzt werden mußte, wiedergekehrt.

Von demselben Arzt am 8. Januar 1892.

Es besteht noch etwas Gesichtslähmung, bei längerem Aufenthalt im Freien soll angeblich die gelähmte Hälfte des Gesichts anschwellen, über Schwindel wird noch geklagt; aber zugegeben, daß derselbe bedeutend geringer geworden ist. Sonstige Klagen oder objektive Zeichen bestehen nicht mehr, so daß L. mit Vorsicht wieder leichtere Arbeit, wenn auch vielleicht noch nicht regelmäßig, aufnehmen kann.

Der Fall blieb nun jahrelang unbeobachtet und wurde dann am 14. Februar 1913 uns zur Beobachtung und Begutachtung übergeben.

Der Befund an beiden Ohren war folgender:

Rechtes Ohr: Totaler Verlust des Trommelfells, hinten unten eine schmale Sichel erhalten; rundes Fenster freiliegend. Oben ragt in die Perforation ein verkümmertes Stück des Hammerstiels mit mehreren drusenartigen Knochenverdickungen besetzt. Nach hinten oben befindet sich ein großer Substanzverlust im Knochen, welcher in der Tiefe mit einer Narbenhaut geheilt ist (frühere Bruchstelle).

Linkes Ohr: Trommelfell erhalten, stark eingezogen, vorn und hinten befindet sich an demselben eine Narbe. An der Membrana flaccida befindet sich ein Substanzverlust, rinnenartig von hinten nach vorn verlaufend, im unmittelbaren Anschluß an die hintere tief eingezogene Narbe im Trommelfell. Da wo der Substanzverlust hinten endet, liegt der Margo tympanicus frei.

Die Prüfung des Hörvermögens ergab folgende Werte:

1. Knochenleitung:
   rechts 3, 3, 2, 3, 2, 2, 1, 3, 2, 2 Sekunden Dauer,
   links 2, 1, 2, 1, 1, 2, 1, 2, 2, 1 Sekunden Dauer.

2. Luftleitung:
rechts 4, 4, 3, 5, 3 Sekunden Dauer,
links o.
3. Rinnescher Versuch:
rechts positiv 3 Sekunden,
links negativ.
4. Weberscher Versuch:
Die Stimmgabel wird vom Scheitel nach rechts gehört.
5. Hörweite für Flüstersprache:
rechts 62 cm,
links o.
6. Hörweite für Umgangssprache:
rechts 5 m,
links dicht am Ohr.
7. Obere Tongrenze:
rechts a^5,
links a^4.
8. Untere Tongrenze:
rechts F,
links C — 1.
9. Prüfung auf Nystagmus:
Spontaner Nystagmus ist vorhanden und zwar rotatorisch, beim Blicke nach beiden Seiten.

Bei der Prüfung auf dem Drehstuhl entsteht bei 10 Drehungen nach links lebhafter horizontaler Nystagmus von 13 Sekunden Dauer, worauf der Nystagmus dann wieder in den spontanen rotatorischen Nystagmus übergeht. Bei 10 Drehungen nach rechts entsteht derselbe Nystagmus von 12 Sekunden Dauer. Der dabei entstehende Schwindel ist beide Male erheblich, beim rechts drehen, also vom linken Ohr ausgehend, stärker.
10. Rombergscher Versuch:
negativ, d. h. es entsteht kein Schwanken.

Es wurde von mir folgendes Gutachten abgegeben:

Es kann keiner Frage unterliegen, daß bei dem im Jahre 1891 stattgefundenen Unfall eine schwere Verletzung beider Ohren stattgefunden hat. Dieselbe hat sich nicht nur auf das Trommelfell und das Mittelohr bezogen, sondern auch auf den Knochen, d. h. das Felsenbein selbst, welches an beiden Seiten einen Bruch erlitten hat. Diese ausgedehnte Verletzung läßt von vornherein annehmen, daß auch der innere Teil des Ohres (Labyrinth) in Mitleidenschaft gezogen sein mußte. Dieses läßt sich heute noch nachweisen. Die diesseitige Untersuchung hat ergeben, daß nicht nur der akustische Teil im Labyrinth, d. h. derjenige, in welchem die Hörfähigkeit liegt, verletzt worden ist, sondern auch der statische Teil, d. h. derjenige, welcher das Gleichgewicht im Körper erhält, und zwar auf beiden Seiten. Für die erstere Annahme spricht erstens die hochgradige Herabsetzung der Knochenleitung an beiden Ohren, zweitens die starke Verkürzung der oberen Tongrenze. Die Verletzung des statischen Organs ist dadurch bewiesen, daß heute noch spontaner Nystagmus besteht und daß die Prüfung auf dem Drehstuhl eine beiderseitige Herabsetzung der Reflexerregbarkeit, wenigstens bezüglich des Nystagmus ergibt, bei gleichzeitiger Vermehrung der Neigung zu Schwindel, wobei außerdem eine Verschiedenheit für beide Ohren festgestellt wurde.

Vergleichen wir die von uns gefundenen Werte für die Hörfähigkeit mit den früher gefundenen, wie sie in den Akten enthalten sind, so ergibt sich, daß das Hörvermögen gegen früher noch weiter abgenommen hat und zwar in erheblicher Weise.

Es kann daher von einer Besserung in dem Zustande gegen früher keine Rede sein. Es würde höchstens in Frage kommen, wie das ja auch in dem Gutachten ausgeführt worden ist, daß inzwischen eine Angewöhnung an die Schwerhörigkeit stattgefunden habe. Eine derartige Angewöhnung ist wiederholt vom Reichsversicherungsamt als Grund für eine Rentenherabsetzung anerkannt worden, soviel mir bekannt aber nur in solchen Fällen, wo eine einseitige Schwerhörigkeit resp. Taubheit bestand, wo man also annehmen konnte, daß das andere gute Ohr in gewisser Weise für das schlechte mit eintrat. In einem Falle indes, wie der vorliegende, wo auch das bessere Ohr erheblich schwerhörig ist, glaube ich kaum, daß man eine derartige Angewöhnung annehmen kann. Es kommt dazu, daß die Störung im Gleichgewichtsorgan immer noch weiter besteht, wie die diesseitigen Untersuchungen ergeben haben. Es war hierüber in den Akten nichts enthalten und der bestimmten Versicherung des p. L. gegenüber, daß er immer noch zeitweise an Schwindelanfällen leide, mußten wir der Sache näher treten. Derartige Schwindelanfälle können bei Kopfverletzungen und besonders in Fällen, wo das Ohr mit ergriffen ist, sowohl vom Ohre ausgehen, nämlich dann, wenn der

Gleichgewichtsapparat gestört ist, oder von einer Verletzung des Schädelinhaltes selbst. (Gehirn und seine Häute.) Über erstere gibt uns die Prüfung auf Nystagmus Aufschluß, und ist ohne weiteres eine Störung im Gleichgewichstorgan vorhanden, wenn sich spontaner Nystagmus nachweisen läßt. Es ist nun auch wissenschaftlich sehr interessant, daß im vorliegenden Falle dieser spontane Nystagmus noch nach 22 Jahren nachweisbar ist. Ob der Schwindel vom Schädelinhalt selbst ausgeht, wird durch den Rombergschen Versuch geprüft, und ist in den Fällen ein solcher Zusammenhang anzunehmen, wenn die Labyrinthprüfung normale Verhältnisse ergibt, dagegen sich beim Rombergschen Versuch Gleichgewichtsstörungen einstellen. Im vorliegenden Falle handelt es sich um eine reine und zwar doppelseitige Labyrintherkrankung. Ob nun, nachdem die Verletzung viele Jahre zurückliegt, das Vorhandensein von spontanem Nystagmus in allen Fällen auch die Wahrscheinlichkeit nahe legt, daß Schwindelanfälle von der Erkrankung ausgelöst werden, wird noch erst einer späteren wissenschaftlichen Untersuchung vorbehalten bleiben müssen, da unsere ganze Wissenschaft über die Erkrankung des Gleichgewichtsorgans im Labyrinth noch zu jung ist, um darüber ein abschließendes Urteil fällen zu können. Ich selbst habe eine Anzahl Fälle beobachtet, wo zwar noch spontaner Nystagmus, aber kein Schwindel mehr vorhanden war. Ich erachte mich aber noch nicht für berechtigt, hieraus einen allgemein gültigen Schluß zu ziehen und muß betonen, daß bis jetzt der allgemeine wissenschaftliche Standpunkt dahin geht, daß, solange spontaner Nystagmus vorhanden ist, die Annahme einer ernsten Erkrankung im Gleichgewichtsorgan gerechtfertigt erscheint. Es kommt in vorliegendem Falle dazu, daß bei der Nystagmusprüfung recht erheblicher Schwindel entstand, und zwar am linken Ohr stärker wie am rechten.

Auf der anderen Seite ist es begreiflich, daß die Berufsgenossenschaft angesichts der Tatsache, daß der p. L. inzwischen in guten Verhältnissen lebt, eine Herabsetzung der Rente für gerechtfertigt hält. Vom ärztlichen Standpunkte indes liegt, wie ich im vorstehenden ausgeführt, eine Handhabung hierfür nicht vor. Dieselbe würde gegeben sein, sobald der spontane Nystagmus nicht mehr vorhanden wäre und würde es sich daher empfehlen, eine jährliche Revision, die sich vorzugsweise auf diesen Punkt bezieht, eintreten zu lassen. —

Zum Verständnis vorstehenden Gutachtens muß ich kurz auf Beobachtungen eingehen, welche ich seit einigen Jahren gemacht habe, die ausführlich an anderer Stelle mitgeteilt werden sollen. Es handelt sich um Fälle von Kopfverletzungen (Fall, Stoß, Schlag), wo wir bei unseren Untersuchungen, die oft erst ein halbes Jahr oder ein Jahr später stattfanden, spontanen Nystagmus nachweisen konnten; wo aber bei der Nystagmusprüfung, entweder auf dem Drehstuhl oder kalorisch, sich kein Anhaltspunkt dafür ergab, daß die Betreffenden auch an Schwindel litten. Handelte es sich um jugendliche Individuen, so blieb der Schwindel oft überhaupt ganz aus. Keinesfalls war derselbe in allen Fällen gegen normale Individuen erhöht. Meist hatten die betreffenden Verletzten kurze Zeit nach dem Unfall die Arbeit wieder aufgenommen, bezogen entweder gar keine Rente oder eine kleine Rente, und erst, wenn sie definitiv als voll erwerbsfähig erklärt werden sollten, klagten sie über Schwindel, gewöhnlich nur beim Bücken, eventuell auch über Kopfschmerzen. Der Rombergsche Versuch fiel in allen Fällen, die die Prüfung noch nicht kannten, negativ aus.

Wie soll man solche Fälle bewerten?

Genügt die Anwesenheit von spontanem Nystagmus, von dem die Patienten selbst keine Ahnung haben und keine Störung erleiden, um eine ernste Läsion des Vestibularapparates anzunehmen, oder kann man solche Individuen ruhig weiter arbeiten lassen, und sie als voll erwerbsfähig erklären?

Es scheint nach dieser Beobachtung, daß die Reflexerregbarkeit des Vestibularapparates für die Zentren der Augenmuskelnerven größer ist und am leichtesten ausgelöst wird, und demgemäß auch bei leichten Störungen zuerst in die Erscheinung tritt.

Jedenfalls sind solche Fälle, wo die Untersuchung ergibt, daß die Klagen über Schwindelanfälle berechtigt sind und ein Labyrinthschwindel vorliegt, viel ernster aufzufassen, und demgemäß danach auch die Erwerbsfähigkeit als ungenügend zu beurteilen, eventuell gar als vollkommen fehlend anzunehmen.

Fall 8.

Pferdeführer J. St. erlitt am 22. November 1910 auf der Zeche dadurch einen Unfall, daß er zwischen zwei Wagen, die aneinanderstießen, geriet und bewußtlos aufgefunden wurde. Es kam ihm Blut aus Nase, Mund und Ohren. Äußere Verletzungen waren nicht zu sehen.

Er wurde ins Krankenhaus gebracht und dort folgender Befund aufgenommen: Bewußtlosigkeit, Blutung aus Nase, Mund und beiden Ohren, unregelmäßiger und verlangsamter Puls. Der Zustand hält am anderen Tage noch an, die Blutung ist reichlich, acht Tage lang starke Benommenheit, acht Tage lang starke Pulsverlangsamung, nach acht Tagen tritt Schielen auf, es besteht Abduzenslähmung und Ptosis, anfangs Doppelsehen. Nach acht Tagen wird schwache Gehörsverschlechterung bemerkbar.

Es wird die Diagnose schwerer Schädelbruch und Gehirnerschütterung gestellt.

Nach allgemein üblicher Behandlung mit Eis, Bettruhe und Laxantien gehen obige schwere Erscheinungen zum Teil zurück, zum Teil bleiben sie bestehen, wie Augen- und Ohrenschädigung.

Am 24. Dezember wird folgender Befund aufgenommen:

Patient klagt noch über Seh- und Gehörstörungen und starke nervöse Beschwerden.

Befund: Puls kräftig, gleichmäßig, normal. Aussehen leidlich gut, der Gang normal, kräftig. Es besteht noch Abduzenslähmung sowie Ptosis des Auges. Links ist das Gehör sehr herabgesetzt, der rechte Fazialis ist leicht gelähmt, Patient kann den Mund nicht spitzen. Beim Zungenherausstrecken weicht diese nach links ab und zittert stark. Patellarreflex gering, aber positiv. Romberg fehlt. Patient bekommt durch die Nase schlecht Luft (war schon vor dem Unfall vorhanden, Verletzter hatte immer den Mund auf).

Die Befundaufnahme vom 27. März 1911.

Von Blut oder Blutresten am Trommelfell und im Gehörgang im Mittelohr oder Nasenrachenraum ist nichts nachzuweisen. Das linke Ohr ist trocken. Trommelfell ist stark eingezogen. Vom Gehörgang aus verläuft in der Gegend des hinteren oberen Quadranten eine bläulich verfärbte Narbe durch den knöchernen Rand des Trommelfells und darüber hinaus durch die Pars flaccida über den kurzen Fortsatz des Hammers; auf der anderen Seite des Trommelfells auch durch den knöchernen Rand, um sich in den Gehörgang zu verlaufen.

Das Hörvermögen beträgt links 1 m für Flüstersprache.

Rechtes Ohr: Perforation in der hinteren Hälfte des Trommelfells. Ränder der Öffnung sind wulstig, rot verfärbt, der hintere Rand der Öffnung reicht bis an den knöchernen Trommelfellrand; hier liegt eine von hinten oben kommende Granulationsbildung.

Keine Gleichgewichtsstörung.

Flüstersprache wird dicht am Ohr nicht gehört.

Der rechte Gesichtsnerv ist in seinen drei Partien gut brauchbar.

Befundaufnahme vom 19. April 1911.

Ausfluß aus dem rechten Ohr. Schmerzen und Sausen daselbst.

Linkes Ohr: Befund unverändert.

Das Hörvermögen beträgt 2 bis 3 m für leise Flüstersprache.

Die Stimmgabel wird am Warzenfortsatz etwas verkürzt gehört.

Rechtes Ohr: Die Flüstersprache wird direkt am Ohr gehört.

Gleichgewichtsstörung nicht vorhanden.

Augenbefund vom 16. Mai 1912.

Klagen über Kopfschmerzen in beiden Schläfen, über Tränen der Augen und über Doppelsehen beim Blick nach der rechten Seite.

Auf beiden Augen besteht ein geringgradiger Bindehautkatarrh, mit geringem Tränenträufeln. Der Befund ist auf beiden Seiten gleich. Ein Überlaufen der Tränen kann nicht festgestellt werden.

Der Lidschluß erfolgt beiderseits prompt. Die Augenbewegungen nach allen Richtungen ausgiebig. Eine Beweglichkeitsbeschränkung kann nicht nachgewiesen werden.

Sonst beide Augen äußerlich und innerlich normal. Sehschärfe beiderseits 6/5.

Patient gibt beim Blick noch Doppelbilder im Sinne einer Lähmung des rechten äußeren Augenmuskels an. Beurteilung: Beim Fehlen jeglicher objektiv nachweisbaren Beweglichkeitsbeschränkung können die geklagten Doppelbilder praktisch nicht mehr ins Gesicht fallen.

Durch den Augenbefund sind die Kopfschmerzen nicht zu erklären.

Am 14. Oktober 1912 wurde Patient von uns untersucht und begutachtet.

Es fand sich am rechten Ohr eine Perforation im Zentrum, nach oben etwas spitz verlaufend. Der vordere Rand war verkalkt, die untere Umrahmung der Perforation stark verdickt. Schleimig eiterige Sekretion im Mittelohr.

Linkes Ohr. Trommelfell eingezogen, trübe. Geheilte Fraktur in der Höhe der Membrana flaccida, quer horizontal verlaufend, von der hinteren Gehörgangswand über den Margo tympanicus bis in die vordere Gehörgangswand. Der übrige Teil der Membrana flaccida ist von einer Narbenhaut eingenommen. Die durch die Fraktur abgetrennte untere Partie ist tieferliegend wie die obere. Das Ganze durch Narbengewebe geheilt. Das untere Trommelfell mäßig beweglich (Fig. 14).

Die Prüfung des Hörvermögens ergab folgende Werte:

1. Knochenleitung:
   rechts 18, 16, 11, 13, 12 Sekunden Dauer,
   links 12, 13, 20, 13, 10 Sekunden Dauer.

   Spätere Prüfung:
   rechts 20, 14, 15, 10, 14, 12, 19, 13 Sekunden Dauer,
   links 18, 18, 16, 17, 13, 18, 15, 16 Sekunden Dauer.

2. Luftleitung:
   rechts 8, 8, 9 Sekunden Dauer,
   links 28, 28, 26 Sekunden Dauer.

   Spätere Prüfung:
   rechts 20, 11 Sekunden,
   links 16, 15 Sekunden Dauer.

3. Rinnescher Versuch:
   rechts positiv 5 Sekunden,
   links positiv 22 Sekunden Dauer.

4. Weberscher Versuch:
   Die Stimmgabel wird vom Scheitel aus rechts gehört.

5. Hörweite für Flüstersprache:
   rechts $^1/_2$ m,
   links 5 bis 23 m.

6. Hörweite für Umgangssprache:
   rechts 5 bis 20 m,
   links bis 23 m.

7. Obere Tongrenze:
   rechts h^6,
   links h^6.
8. Untere Tongrenze:
   rechts G,
   links E.
9. Prüfung auf Nystagmus:
   Spontaner Nystagmus ist nicht vorhanden.

   Bei Prüfung auf dem Drehstuhl entsteht bei zehnmaliger Drehung nach links rechts grobschlägiger, langsamer Nystagmus von 20 Sekunden Dauer und geringer Schwindel; bei zehnmaliger Drehung nach rechts entsteht links lebhafter, grobschlägiger Nystagmus von 28 Sekunden Dauer und mehr Schwindel als vorher.
10. Rombergscher Versuch:
   negativ, d. h. es entsteht kein Schwanken.

Beurteilung des Falles:

Erstens, es hat zweifellos eine Basisfraktur stattgefunden. Hierfür sprechen die Ausfallserscheinungen (Abduzenslähmung, Hypoglossuslähmung eventuell auch die Fazialislähmung, in bezug auf letztere ist in den Akten keine bestimmte Angabe enthalten, ob dieselbe zentral oder peripher war).

Zweitens, am rechten Ohr war durch den Unfall nur ein Riß im Trommelfell entstanden (?) mit konsekutiver Mittelohreiterung; eine Verletzung der knöchernen Umrahmung des Trommelfells war an diesem Ohr nicht aufzufinden.

Drittens, am linken Ohr handelte es sich um eine knöcherne Fissur der Trommelfellumrahmung, sowohl hinten wie vorne, sowie um einen Riß der Membrana flaccida zwischen den beiden Fissuren. Da der untere Teil, wie oben angegeben, stark zurücklag, so ist es wahrscheinlich, daß bei dem Unfall hier eine mehr direkte Gewalt eingewirkt hat, und der Verletzte von einem Wagenpuffer oder auch einer Wagenwand so getroffen wurde, daß der untere Teil hineingedrückt wurde. Jedenfalls ist ersichtlich, daß diese äußere, quere Fraktur unmöglich einen direkten Zusammenhang mit der angenommenen Basisfraktur haben konnte. Die Blutung aus dem Ohre ist durch die äußere Fraktur erklärt.

Viertens, bemerkenswert ist in vorliegendem Falle die Unversehrtheit des Labyrinthes. Es sind zwar in den Akten nur spärliche Prüfungsresultate verzeichnet, dieselben genügen aber, um darzutun, daß von Anfang an, keine erheblichen Störungen des Labyrinthes vorhanden gewesen sein können. Als wir den Fall nach zwei Jahren prüften, war das Labyrinth jedenfalls gesund, die Knochenleitung beiderseits, wenn wir die höchsten gefundenen Zahlen als maßgebend ansehen, normal, und die obere Tongrenze mit h^6 kaum herabgesetzt. Desgleichen wurde auch der Gleichgewichtsapparat nicht gestört gefunden, da die Unterschiede im Nystagmus nur gering waren, und der bei der Drehung entstehende Schwindel sich innerhalb normaler Grenzen hielt. Spontaner Nystagmus war nicht vorhanden.

Der Befund am rechten Ohr bleibt in seiner Deutung zweifelhaft. Nach den Akten hatte man bestimmt angenommen, daß die hier bestehende Perforation des Trommelfells jedenfalls auf den Unfall zurückzuführen sei. Der von uns aufgenommene Befund spricht einigermaßen dagegen. Die hochgradige Verkalkung des Trommelfellrestes, sowie der kallöse Rand der Perforation ließ viel eher die Deutung zu, daß auf dem rechten Ohr die Mittelohreiterung schon vor dem Unfall bestanden habe. Vielleicht war nur durch den Unfall eine kurze rißartige Erweiterung der Perforation nach oben hinzugekommen, wofür die Form der Perforation sprach, die nach oben etwas oval auslief.

Fall 9.

J. de W., geb. 1888, Pferdetreiber auf der Zeche, Unfall datiert vom 26. Juli 1907. Als er am Füllorte aus einem Rade einen Remmpfahl wegnehmen wollte, zog das Pferd, welches den Zug gebracht hatte, noch einmal an. Hierdurch wurde der Pfahl, der noch nicht vollständig herausgezogen war, herumgeschleudert und traf den Verletzten an den Kopf. Bewußtlos kam er ins Krankenhaus. Aus dem rechten Ohr lief Blut, die rechte Pupille war stark erweitert und starr, die rechte Gesichtshälfte gelähmt.

Heilverfahren: Bettruhe, Eisblase und geeignete Diät, später Galvanisierung des Kopfes. Die Gesichtslähmung ging allmählich zurück, die Pupillenlähmung blieb. Es entwickelte sich Sehnervenatrophie und Enophthalmus. Die Sehschärfe war so stark herabgesetzt, daß nur noch in nächster Nähe Finger gezählt wurden. Das Gesichtsfeld war auf der Schläfenseite stark eingeengt.

Der Verletzte wurde von uns am 24. Oktober 1912 untersucht. Der Befund war folgender:

Rechtes Trommelfell mehrfach getrübt, hinten unten stark verdünnt. Membrana flaccida von Narbengewebe eingenommen, welches sich nach hinten oben in eine, bis weit in die obere Gehörgangswand sich erstreckende geheilte Fraktur fortsetzte. Die Bruchenden stehen voneinander ab und ist der Zwischenraum durch Bindegewebe ausgefüllt. In der vorderen Gehörgangswand befindet sich eine Furche, die wohl auch als eine geheilte Fissur aufzufassen ist.

Der rechte Fazialis verfällt bei der Innervation in Krampfzustand.

Die Prüfung des Hörvermögens ergab folgende Werte:

1. Knochenleitung:
   rechts 2, 4, 5, 8, 3, 2, 5, 4, 5, 4 Sekunden Dauer,
   links 10, 9, 11, 11, 8, 10, 10 10, 8 Sekunden Dauer.
   Spätere Prüfung:
   rechts 6, 11, 7, 9, 6, 8, 10, 6, 6, 7, 7 Sekunden Dauer,
   links 13, 11, 9, 13, 9, 11, 22, 11, 11, 12, 14 Sekunden Dauer.
2. Luftleitung:
   rechts 0, 0, 4, 0, 0 Sekunden Dauer,
   links 53, 44 Sekunden Dauer.
   Spätere Prüfung:
   rechts 6, 5, 5, 5, 5 Sekunden Dauer.
   links 52, 58, 53 Sekunden Dauer.
3. Rinnescher Versuch:
   rechts nicht auszuführen,
   links positiv 43 Sekunden.
   Spätere Prüfung:
   rechts nicht auszuführen,
   links positiv 49 Sekunden.
4. Weberscher Versuch:
   Die Stimmgabel wird auf dem Scheitel gehört.
5. Hörweite für Flüstersprache:
   rechts 23 m,
   links 23 m.
6. Obere Tongrenze:
   rechts a^6,
   links d^7.
7. Untere Tongrenze:
   rechts G—2,
   links D—2.

8. Prüfung auf Nystagmus:

Spontaner Nystagmus ist vorhanden beim Blick nach links, rotatorisch.

Bei der kalorischen Prüfung (Einlaufen von Wasser 20° C warm ins Ohr während einer Minute) entsteht rechts kurzschlägiger, schneller, horizontaler Nystagmus von 40 Sekunden Dauer, dann langsamschlägiger Nystagmus, es entsteht kein Schwindel.

Links entsteht anfangs grobschlägiger, langsamer, dann kurzschlägiger, horizontaler Nystagmus von 70 Sekunden Dauer, kein Schwindel.

9. Rombergscher Versuch:

Negativ, d. h. es entsteht kein Schwanken.

Der Fall ist in mehrfacher Beziehung interessant. Es ist zunächst wohl ausgeschlossen, daß die Verletzung im Felsenbein und die des rechten Nervus opticus als gemeinsam aufzufassen ist, in dem Sinne, daß wir es mit einer durchgehenden Fraktur zu tun hätten. Dafür liegen die beiden verletzten Stellen viel zu weit auseinander. Da das linke Auge ganz gesund geblieben ist, müssen wir die Verletzung des rechten Sehnerven nach vorne von Chiasma suchen. Das Wahrscheinliche ist wohl, daß hier eine Blutung stattgefunden hat, da der Nerv nur partiell getroffen worden ist.

Die Verletzung des N. facialis hat aller Wahrscheinlichkeit nach auch innerhalb des Felsenbeins stattgefunden und kann auch hier angenommen werden, daß eine Zerreißung des Nerven nicht erfolgt ist, da derselbe sich wieder erholt hat. Also wird auch wohl hier eine Kompression durch Bluterguß das Wahrscheinliche sein.

Unzweifelhaft ist das Labyrinth verletzt worden, und zwar sowohl im akustischen Teil, wie im Vestibularapparat. Auch hier muß nach dem Verlauf angenommen werden, daß es sich um eine Blutung in die Räume des Labyrinthes gehandelt hat. Höchst bemerkenswert erscheint, daß bei unserer Untersuchung, die fünf Jahre nach dem Unfall stattfand, noch immer spontaner Nystagmus nachgewiesen werden konnte, sowie eine Herabsetzung der Erregbarkeit des rechten Vestibularapparates. Dieser spontaner Nystagmus war aber nicht verbunden mit Schwindelanfällen. Wir konnten ganz bestimmt durch die kalorische Prüfung nachweisen, daß auf beiden Seiten dabei kein Schwindel entstand. Ebenso fiel der Rombergsche Versuch negativ aus. Es ist dies einer von den Fällen, auf die ich schon früher hingewiesen habe, wo die Beurteilung der Erwerbsfähigkeit außerordentlich schwierig ist, nach dem heutigen Standpunkte unserer einschlägigen Erfahrungen. Wenn wir den Befund am Auge außer Betracht lassen, so würden wir den Verletzten, der ein gutes Hörvermögen hatte, wenn wir den spontanen Nystagmus nicht gefunden hätten, für voll erwerbsfähig ansehen können. Nun entsteht hier wiederum die Frage, ob wir diesen spontanen Nystagmus, der den Patienten gar nicht zum Bewußtsein kommt, so hoch bewerten müssen, daß wir daraus eine Störung der Erwerbsfähigkeit ableiten. —

Während die bisher mitgeteilten Fälle vorzüglich solche waren, wo außer der peripheren Schläfenbeinfraktur auch eine Basisfraktur entweder mit Sicherheit oder Wahrscheinlichkeit angenommen werden konnte, sollen jetzt noch einige mitgeteilt werden, wo zwar eine periphere Schläfenbeinfraktur, die sich in der weitaus größten Mehrzahl der Fälle auf den hinteren Margo tympanicus beschränkte, dagegen eine Basisfraktur nicht nachgewiesen, sogar ausgeschlossen werden konnte. Es sind dies diejenigen Fälle, welche in meinem Beobachtungsmaterial durchaus überwiegen.

Fall 10.

J. V. aus B., Klempner, verunglückt im Jahre 1900 durch Umfallen einer Leiter, Fall aus einer Höhe von zwei Meter, wahrscheinlich auf den Hinterkopf, kurze Bewußtlosigkeit nach dem Fall, Blutung aus dem rechten Ohr, achttägige Krankenhausbehandlung. Diagnose: Schädelbasisbruch. Er nimmt nach vierzehn Tagen die Arbeit wieder auf und erhält wegen angeblichen Kopfschmerzen, Schwindel beim Bücken, Schwerhörigkeit und Sausen auf dem rechten Ohr 25% Rente. Er wird im Jahre 1903 von mir untersucht und beobachtet, da ihm die Rente entzogen werden sollte.

Es findet sich am rechten Trommelfell an typischer Stelle (hinten oben) eine geheilte Fissur des Margo tympanicus, sowie ein geheilter Riß im Trommelfell bis zur Hälfte des hinteren Abschnittes gehend.

Das Hörvermögen ist herabgesetzt für Knochen- und Luftleitung.

Beim Rombergschen Versuch entsteht kein Schwanken. Nach

Lage der Akten kann die Diagnose „Basisfraktur" nicht aufrecht erhalten werden. Ausfallserscheinungen sind nicht beobachtet worden. Die Bewußtlosigkeit, die von kurzer Dauer war, entspricht einer Gehirnerschütterung, wie sie bei einem derartigen Unfalle unausbleiblich ist. Als Quelle der Blutung aus dem Ohr konnten wir die jetzt geheilte Verletzung am Margo tympanicus im Trommelfell nachweisen. Gleichzeitig wurde eine Labyrintherschütterung als wahrscheinlich angenommen und als Ursache der mäßigen Schwerhörigkeit des Ohres betrachtet. Eine separate Untersuchung des Gleichgewichtsapparates war damals noch nicht bekannt, und mußten wir nach dem Ausfall des Rombergschen Versuches die Angaben über zeitweisen Schwindel als nicht stichhaltig ansehen. Mit Rücksicht auf die Schwerhörigkeit des Ohres wurde die Rente in der Höhe von 10% beibehalten.

Fall 11.

W. E. aus J., Lehrhauer, beobachtet im Jahre 1903. Verletzt im Bergwerk durch herunterfallende Kohlen. Mehrere kürze Quetschwunden am Kopf. Blutung aus dem linken Ohre. Kurze Zeit bewußtlos. Er wird im Krankenhaus behandelt. Die Kopfwunden heilen per primam. Das Ohr wird ausgespritzt zur Entfernung der Blutgerinnsel, und beginnt sofort zu eitern. Er wird infolgedessen einem Ohrenarzt zur Behandlung überwiesen, der eine Perforation des Trommelfells feststellt.

Diagnose „Schädelbasisbruch". Die Eiterung kommt innerhalb mehrerer Wochen zur Ausheilung. Patient klagt noch über Schwindel und Kopfschmerzen und erhält 50% Rente.

Bei der hiesigen Untersuchung fand sich eine geheilte Fissur an typischer Stelle, hinten oben, sowie ein geheilter Trommelfellriß, als Fortsetzung der Fissur. Sowohl die betreffende Trommelfellpartie, als der Teil des Knochenrandes, der in Frage kam, war noch stark vaskularisiert, und waren auch unterhalb der Bruchstelle korkzieherartig gewundene und erweiterte Gefäße vorhanden, die alle am Rande bis über den Sehnenring zu verfolgen waren. Das Hörvermögen war stark herabgesetzt und mußte wegen der bedeutenden Verkürzung der Knochenleitung eine Labyrintherschütterung angenommen werden, so daß die Klagen über Schwindel und Kopfschmerzen als berechtigt angesehen wurden.

Die Rente wurde aufrecht erhalten.

Die Diagnose „Schädelbasisbruch“ fand in dem örtlichen Befund absolut keine Stütze.

Fall 12.

A. S. aus M., Postbeamter, zog sich durch Sturz mit dem Fahrrad eine Verletzung des linken Ohres zu. Er war nach dem Unfall kurze Zeit bewußtlos und wurde von dem Kassenarzt ambulatorisch behandelt. Unmittelbar nach dem Unfall wurde reichliche Blutung aus dem linken Ohr konstatiert. Die Diagnose des Arztes lautete „Schädelbasisbruch“. Nach wenigen Tagen trat anfangs seröser, später eiteriger Ausfluß aus dem Ohre aus. Der Verletzte kam dann nach mehreren Wochen in unsere Behandlung. Es fand sich eine totale Perforation des Trommelfells, welches mit Einschluß der Membrana flaccida zerstört war. Vorne oben saß an der Pars ossea eine Granulationswucherung, die aus dem Knochen kam. Es bestand sehr reichliche, eiterige Absonderung.

Die totale Perforation konnte selbstverständlich nicht auf den Unfall zurückgeführt werden, und mußte von einer früheren chronischen Mittelohreiterung stammen. Dem entsprach auch der Befund am anderen Ohr, wo eine rundliche Narbe darauf hindeutete, daß hier ebenfalls eine Mittelohreiterung früher bestanden hatte. Die Eiterung wurde im Verlauf von etwa 14 Tagen am linken Ohr beseitigt. Die Granulationen schrumpften, und nun konnte nachgewiesen werden, daß vorne oben eine Fissur der Pars ossea vorlag.

Schon bei der Aufnahme konnten wir uns davon überzeugen, daß irgendwelche Anhaltspunkte für eine Basisfraktur nicht gegeben waren.

Inwieweit die Eiterung durch den Unfall wieder angefacht war, war mit Gewißheit nicht festzustellen, da der Patient überhaupt ein früheres Eitern des Ohres leugnete, und gewisse unzweckmäßige Maßnahmen, die unmittelbar nach dem Unfall vorgenommen waren, allein die Schuld an dem erneuerten Absondern haben konnten.

Die Prüfung des Hörvermögens ließ das Labyrinth intakt erscheinen.

Spontaner Nystagmus war ebenfalls nicht vorhanden.

Wir sind daher geneigt, den vorliegenden Fall als eine reine periphere Schläfenbeinverletzung anzusehen, die nicht mit einer Schädelbasisverletzung kompliziert war.

Fall 13.

Arbeiter H. zuerst untersucht im Jahre 1903, nachdem er mehrere Jahre vorher durch Fall vom Wagen sich eine Kopfverletzung zugezogen, welche als Schädelbasisfraktur in der Unfallanzeige verzeichnet war. Es fand sich am linken Ohr eine typische Randfraktur hinten oben, geheilt, welche sich in eine strichförmige Narbe im Trommelfell fortsetzte (geheilter Riß).

Am rechten Trommelfell fand sich eine große Narbe in der hinteren Hälfte und daran anschließend ein Knochendefekt hinten oben. Von hier zog sich nun ein Narbenstrang von außen nach innen, bis zu einer Stelle der Pars ossea und der oberen Gehörgangswand, wo sich eine geheilte Fissur nachweisen ließ.

Während der Befund am linken Ohr ohne weiteres als eine Verletzung angesehen werden mußte, waren wir genötigt, den Befund des rechten Ohres nach zwei Ätiologien zu trennen. Dieses Ohr war offenbar vor dem Unfalle schon krank gewesen, und gab auch der Verletzte zu, hier früher eine lang dauernde Eiterung gehabt zu haben. Von dieser Erkrankung rührte die große Narbe und der Knochendefekt hinten oben her.

Es war nun aber außerdem bei dem Unfalle eine Verletzung an der oberen Umrandung des Trommelfells eingetreten, die jetzt noch als geheilte Fissur im Knochen zu erkennen war. Gleichzeitig war die Narbenhaut in ihrem oberen Teile eingerissen, jetzt aber wieder durch einen Narbenstrang geheilt, und konnte man sehr gut die verschiedenen Teile der Narbe nach ihrer verschiedenen Herkunft jetzt noch erkennen.

Die Prüfung des Hörvermögens ergab bemerkenswerte Resultate, aus denen geschlossen werden konnte, daß am rechten Ohr auch eine Labyrintherschütterung stattgefunden hatte. Indessen mußte hier eine gewisse Einschränkung gemacht werden. Es ist ja durch die Erfahrung an zahlreichen Fällen nachgewiesen, daß bei dauernden chronischen Mittelohreiterungen später eine beträchtliche Verkürzung der Knochenleitung gefunden werden kann, so daß in diesem Falle die vorliegende Verkürzung der Knochenleitung schon vor dem Unfalle dagewesen sein konnte, und es daher nicht möglich war, mit Bestimmtheit diese Verkürzung der Knochenleitung als Symptom einer Labyrinthverletzung anzusehen.

Derartige Fälle, wo ersichtlich alte Veränderungen am Trommelfell neben deutlich nachweisbaren Verletzungen konstatiert wurden, habe ich vielfach beobachtet. Mehrfach ging der Trommelfellriß durch eine dünne Narbenhaut des Trommelfells hindurch und war dann meist mit einer strichförmigen Narbe geheilt, die sich durch Farbe und Beschaffenheit scharf in der dünnen Narbenhaut abhob, und meist die betreffende Narbenhaut in ihrer ganzen Ausdehnung durchsetzte, was bei der Dünnheit solcher Narbenhäute nicht auffallend erscheint.

Die Blutung pflegt dann, soweit der Trommelfellriß in Frage kommt, resp. der Riß in der Narbenhaut, stets fast Null zu sein.

Fall 14.

J. Z. aus M., beobachtet 1903, frische Verletzung, Schlag auf die rechte Kopfseite, Blutung aus dem rechten Ohr, gestellte Diagnose „Basisfraktur".

Randfraktur hinten oben, eingetrocknetes Blut in der Umgebung, Trommelfellriß nur angedeutet, unmittelbar am Rande

Auf dem linken Ohr besteht ausgesprochener Mittelohr- und Tubenkatarrh mit starker Einziehung und stark vorspringender hinterer Falte.

Die Heilung tritt ohne jede Komplikation ein, und konnte sehr bald konstatiert werden, daß auch am rechten Ohr vor dem Unfalle dieselbe Mittelohrerkrankung vorhanden gewesen, resp. jetzt noch vorhanden war, wie sie sich links zeigte. Die davon herrührende starke Verdickung und Trübung des Trommelfells war wohl die Ursache, daß die Verletzung auf den Knochen beschränkt blieb.

Irgendwelche Ausfallserscheinungen waren nicht vorhanden und konnte die Diagnose Schädelbasisfraktur nicht aufrecht erhalten bleiben.

Bei der Prüfung des Hörvermögens ergab sich eine starke Beeinträchtigung der Luftleitung, wie sie bei dem Zustande des Mittelohrs nicht anders zu erwarten war.

Fall 15.

F. K. aus G., Maurer, verletzt durch Sturz von der Leiter in einem Neubau. Fall 3 m tief. Bewußtlosigkeit, Blutung aus dem rechten Ohr. Die Verletzung fand statt 2 Jahre vor der Untersuchung (1893). Auf dem Transport zum Krankenhaus und in den ersten Tagen im Krankenhaus findet mehrfach Erbrechen statt. Nachdem die Bewußtlosigkeit geschwunden, am Abend desselben Tages, klagt der Verletzte über starken Schwindel. Die Erscheinung der Gehirnerschütterung geht im Krankenhause rasch zurück. Eine Untersuchung des Ohres findet nicht statt. Patient kann nach drei Wochen entlassen werden. Derselbe nimmt zunächst leichtere Arbeit auf dem Bauplatze wieder auf, kann aber noch nicht Leitern besteigen, da er dabei schwindlich wird. Er erhält eine Rente von $33^1/_3$% und wird im Jahre 1895 uns zur Untersuchung überwiesen. Es findet sich eine typische marginale Fraktur hinten oben und geheilter kurzer Riß im Trommelfell. Die Knochenleitung ist stark abgeschwächt, Flüstersprache wird auf 1 m gehört, der Hörmesser auf 34 cm.

Die nach dem Unfall gestellte Diagnose der Basisfraktur kann nicht aufrecht erhalten werden, dagegen wird eine jetzt geheilte periphere Fraktur am Felsenbein, sowie eine Labyrintherschütterung festgestellt. Der nach dem Unfall noch lang andauernde Schwindel erscheint danach glaubwürdig und muß als Ohrschwindel aufgefaßt werden. Der Verletzte, der inzwischen schon längere Zeit wieder als Maurer tätig ist, und beim Rombergschen Versuch kein Schwanken mehr zeigt, wird für voll erwerbsfähig erklärt, da die mäßige Schwerhörigkeit ihn bei seiner Tätigkeit nicht hindert.

Fall 16.

R. S. aus C., beobachtet 1895, das Trauma, Sturz mit dem Rade, lag mehrere Jahre vorher. Die Veranlassung der Untersuchung war die Schwerhörigkeit des Ohres. Rentenansprüche kamen nicht in Frage. Es fand sich am rechten Ohr ein geheilter Knochenriß des Margo tympanicus, am vorderen Rande des Trommelfells, schräg nach oben verlaufend bis in die Gehörgangswand, Trommelfell stark eingezogen. Der vordere obere Quadrant des Trommelfells von einer strahligen, sehnigen Narbe eingenommen (geheilte Rißwunde). Knochenleitung stark herabgesetzt, Flüstersprache wird dicht am Ohr gehört. Klagen über Schwindel bestehen nicht.

Nach der Anamnese hatte das Ohr nach dem Sturz geblutet, war dann ohne weitere Komplikationen geheilt. Der Verletzte war nach dem Unfall nur kurze Zeit bewußtlos gewesen und in seiner Wohnung behandelt worden.

Nach dem ganzen Verlauf lag kein Anhaltspunkt für eine Basisfraktur vor.

Die Schwerhörigkeit war sowohl durch die Veränderungen am Trommelfell, als durch die Labyrinthläsion bedingt.

Fall 17.

A. R. aus O., beobachtet 1895, Kohlenhauer, verletzt 1894 im Bergwerk, indem ein Stück Gesteins ihm auf den Kopf fiel, und zunächst eine mehrere Zentimeter lange Weichteilwunde erzeugte, oberhalb des linken Ohres, die bis auf den Knochen ging. Es trat Blutung aus dem linken Ohre auf. Der Verletzte wurde im Krankenhaus behandelt, wo die Hautwunde genäht wurde, die dann ohne Eiterung heilte. Diagnose: Schädelbruch. Nach der Entlassung aus dem Krankenhause hatte der Verletzte seine frühere Arbeit wieder aufgenommen. Eine Untersuchung des Ohres durch den Ohrenarzt hatte nicht stattgefunden. Wegen Schwerhörigkeit des linken Ohres wurde er uns zur Untersuchung und Begutachtung geschickt. Es fand sich eine geheilte Ruptur des Margo tympanicus, hinten oben. Eine Narbe im Trommelfell, die einem früheren Riß entsprochen hätte, konnte nicht aufgefunden werden. Die von oben kommenden Gefäße an der Umrandung des Trommelfells hörten an der Fissurstelle plötzlich auf. Flüstersprache wurde auf 20 cm gehört, Knochenleitung deutlich herabgesetzt, so daß gleichzeitig die Diagnose auf Kontusion des Labyrinthes gestellt werden mußte.

Die Diagnose „Schädelbruch" schwebte vollständig in der Luft.

Fall 18.

W. N. aus B., beobachtet im Jahre 1897, Walzer, kam zu Fall und schlug mit dem Kopf auf eine Eisenschiene auf, wodurch am Hinterkopf eine 6 cm lange Wunde entstand. Ob dieselbe bis auf den Knochen gegangen war, war aus den Akten nicht ersichtlich. Die jetzt vorhandene Narbe war vollkommen verschiebbar. Blutung aus dem rechten Ohr. Patient benommen, aber nicht ganz bewußtlos. Diagnose „Schädelbasisbruch". Der Verletzte wird nach 14 Tagen aus dem Hospital gesund entlassen. Klagt über Schwerhörigkeit des rechten Ohres. Es findet sich bei der Untersuchung eine geheilte Fissur des Margo tympanicus, die schräg von oben nach unten verläuft, und sich nach unten weiter über den Trommelfellrand in eine strichförmige Narbe des Trommelfells fortsetzt, die unzweifelhaft einem geheilten Riß entspricht (Fig. 3).

Der Hörmesser wird auf 43 cm gehört, Flüstersprache auf 20 cm. Knochenleitung nicht herabgesetzt. Beim Weberschen Versuch wird nach rechts lateralisiert.

Auch in diesem Falle handelte es sich offenbar nur um einen peripheren Bruch am Felsenbein, und war aus den Akten nichts ersichtlich, was die Diagnose „Schädelbasisfraktur" rechtfertigte.

In diesem Falle hatte auch keine Verletzung des Labyrinthes stattgefunden, resp. war sie jetzt nicht mehr nachzuweisen. Dem entsprach auch der Ausfall des Weberschen Versuches.

Fall 19.

St. R. aus K., untersucht und beobachtet 1903, verletzt 1904 im Bergwerk durch niederbrechende Kohlen. Rißwunde auf dem Kopf mit Depression der Schädelknochen. Blutung aus beiden Ohren. Nach dem Unfall längere Zeit bewußtlos, mehrfaches Erbrechen. Wurde ins Krankenhaus befördert. Knochen trepaniert und gehoben. Wunde wurde genäht. Heilte ohne Eiterung. Wegen der Blutung aus beiden Ohren wurde außerdem Basisfraktur angenommen. Patient erhielt nach der Entlassung aus dem Hospital 100% Rente. Klagt noch über Kopfschmerzen und Schwindel. Bei der jetzigen Untersuchung fand sich links geheilte Knochenfissur hinten oben, horizontal verlaufend, und sich als geheilte Ruptur im Trommelfell fortsetzend; rechts geheilte Fissur der Pars ossea oberhalb der stark narbig veränderten Membrana flaccida. Mehrfach liefen Gefäße auf die Bruchstelle am rechten Ohr hin (Fig. 4).

Knochenleitung links stark herabgesetzt, Hörweite für Flüstersprache 10 cm, rechts 3 m. Knochenleitung rechts nur wenig herabgesetzt. Beim Rombergschen Versuch tritt sofort starkes Schwanken ein.

Für Schädelbasisfraktur kein Anhaltspunkt, dagegen links ausgesprochene Labyrintherkrankung.

Rente wurde nicht verkürzt; Aufnahme in ein Genesungsheim für längere Zeit befürwortet.

Fall 20.

A. S. aus D., Zeitungsausträgerin, wird auf der Straße von zwei durchgehenden Pferden überrannt und zu Boden geschleudert, im Mai 1911. Sie bleibt bewußtlos liegen, wird von Passanten aufgehoben und ins Krankenhaus gebracht. Am Kopf hat sie eine stark blutende Kopfwunde. Blutung aus dem rechten Ohr. Diagnose: Schädelbasisbruch.

Das etwas dürftige Aktenmaterial verzeichnet unter dem 5. November Angaben des Arztes, die folgendermaßen lauten:

Die S. gibt an, nach dem Unfall schwerhörig geworden zu sein, an Gedächtnisschwäche, Schwindel und Kopfschmerzen, besonders auf der linken Seite zu leiden. Die Kranke übertreibt in unerhörter Weise. Sie konnte Hausarbeiten verrichten, wenn sie sich unbeobachtet glaubte, und sich mit einer anderen Frau leise unterhalten.

Unsere Befundaufnahme am 25. November 1912.

Rechtes Ohr: Trommelfell hochgradig eingezogen, getrübt, oberhalb des kleinen Fortsatzes Narbenstrang nach hinten und etwas nach unten; oberhalb des Narbenstranges eine tiefe narbige Einziehung, die mit einer Zacke in den Knochenrand hineingeht. Von dieser Zacke läßt sich eine flache Rinne nach oben und hinten verfolgen.

Linkes Ohr: Trommelfell stark eingezogen, sehr stark getrübt, Verwachsung der Membrana flaccida mit dem Hammerhals; hinten oben befindet sich unterhalb des Margo tympanicus und am Rande des Trommelfells Narbengewebe, das sich bis in die Gegend der Membrana flaccida fortsetzt. Der Knochenrand ist hier etwas unregelmäßig.

Die weitere Untersuchung ergab, daß außerdem besonders in Nase und Hals hochgradige luetische Veränderungen vorlagen. Die Uvula fehlte, der weiche Gaumen war total mit der hinteren Rachenwand verwachsen. In der Nase war die Schleimhaut atrophisch, die Nasengänge stark erweitert, in beiden in der Tiefe schleimig eiteriges Sekret.

Die Prüfung des Hörvermögens ergab folgende Werte:

Knochenleitung beiderseits Null.
Luftleitung rechts Null, links 8, 5, 4 Sekunden Dauer.
Rinnescher Versuch nicht zu prüfen.
Weberscher Versuch desgleichen nicht zu prüfen.

Hörweite für Flüstersprache beiderseits Null.
Hörweite für Umgangssprache rechts Null, links 15 cm.
Obere Tongrenze beiderseits nicht festzustellen.
Untere Tongrenze rechts fehlt, links a^1.

Bei der Nystagmusprüfung (auf kalorischem Wege 20° C) entsteht am rechten Ohr kein Nystagmus und kein Schwindel, am linken Ohr nur ein paar Zuckungen und auch kein Schwindel.

Bei der Prüfung mit dem Doppelschlauch wird auch rechts Umgangssprache gehört.

Die Beurteilung des Falles konnte wie folgt aufgestellt werden:

Zunächst lagen an beiden Ohren alte Veränderungen vor (starke Einziehung, Trübung, narbige Verwachsung), die wohl in Zusammenhang mit der hochgradigen luetischen Erkrankung von Nase und Rachen stehen. Außerdem konnte aber deutlich eine Einwirkung des Unfalls an beiden Ohren nachgewiesen werden. Rechts lag zweifellos eine geheilte Knochenfissur hinten oben vor, und gleichzeitig ein geheilter Riß in der wahrscheinlich schon vorher narbig veränderten Pars flaccida. Am linken Ohr war seinem ganzen Aussehen gemäß, das Narbengewebe am Rande des Trommelfells hinten oben, welches sich etwas unter den Margo tympanicus hinzog, wohl ebenfalls durch ein Trauma entstanden.

Bemerkenswert waren die Prüfungsresultate bezüglich des Labyrinthes. Da die Patientin ersichtlich stark übertrieb, so waren die Resultate der Knochenleitungsprüfung nicht einwandsfrei, wurden aber durch die Nystagmusprüfung wesentlich gestützt und ergänzt. Es trat hier die Aufgabe an uns heran, die Ätiologie der beiderseitigen hochgradigen Labyrintherkrankung zu erläutern, da dieselbe sowohl von der alten Lues, wie von dem Unfall herrühren konnte. Die Doppelseitigkeit der Erkrankung gab wohl hier den Ausschlag, und nahmen wir daher an, daß schon vor dem Unfalle eine (luetische) Labyrintherkrankung vorgelegen hatte, konnten aber nicht ausschließen, daß durch den immerhin erheblichen Unfall eine Verschlimmerung der Labyrintherkrankung eingetreten sein konnte. Sehr auffallend war der Ausfall der Nystagmusprüfung, wo auf der einen Seite eine vollkommene und auf der anderen Seite eine fast vollkommene Aufhebung der Reflexerregbarkeit gefunden wurde, was eine völlige Zerstörung des Vestibularapparates auf beiden Seiten erwies. Wir haben dies in den zahlreichen von uns beobachteten Fällen von Kopfverletzungen noch niemals gesehen, dagegen konnten wir diesen Befund in Fällen von Lues wiederholt nachweisen. Wir neigen daher zu der Ansicht, daß auch in diesem Falle die Lues als Hauptursache anzusehen ist.

Für einen Schädelbasisbruch lagen keine Anhaltspunkte vor.

Als Ursache der Blutung aus dem rechten Ohr muß die Knochenfissur angesehen werden. Am linken Ohr, wo nur eine randständige Trommelfellverletzung stattgefunden hatte, Abreißung des Trommelfells vom marginalen Knochenrand, war die Blutung jedenfalls so gering gewesen, daß sie gar nicht bemerkt worden war.

Fall 21.

J. B. aus Sch., verunglückte im Januar 1912 in einer Dynamitfabrik durch Explosion. Er wurde zu Boden geschleudert und bewußtlos aufgefunden. Seine Kleidung war ganz zerfetzt. Am Abend desselben Tages fand eine ärztliche Untersuchung statt, es wurde eine Quetschung der Rippenknorpel konstatiert und im rechten Trommelfell, im vorderen oberen Quadranten eine längsovale Perforation. Diese Perforation heilte unter aseptischen Verbänden zu. Flüstersprache wurde auf $^3/_4$ m gehört. Stimmgabel vom Schädel aus auf dem rechten Ohr abgeschwächt, auf dem linken Ohr laut gehört. Der Verletzte nahm am 18. März die Arbeit wieder auf.

Anfang Mai wurde derselbe von uns untersucht. Es fand sich am rechten Trommelfell eine größere rundliche Öffnung, in der unteren Hälfte, etwas nach hinten vom Manubrium gelegen. Außerdem eine geheilte Fissur der Pars ossea, welche sich etwas in die obere Gehörgangswand erstreckte. Die Fissur setzte sich in einem geheilten Riß der Pars flaccida fort. In der Umgebung dieser Fissur lagen kleine getrocknete Blutteilchen. Die ganze Partie war noch stark vaskularisiert.

Im linken Trommelfell war eine rundliche Narbe im hinteren Abschnitt sichtbar.

Die Prüfung des Hörvermögens ergab folgende Werte:

1. Knochenleitung:
   rechts 3, 2, 2, 2, 1, 2, 1, 2, 2, 2 Sekunden Dauer,
   links 6, 5, 7, 6, 7, 6, 6, 8, 7, 5 Sekunden Dauer.

2. Luftleitung:
   rechts 3, 3, 3 Sekunden Dauer,
   links 24, 26, 30 Sekunden Dauer (normal).
3. Weberscher Versuch:
   Die Stimmgabel wird auf dem Scheitel gehört.
4. Rinnescher Versuch:
   rechts positiv 2 Sekunden Dauer,
   links positiv 23 Sekunden Dauer.
5. Hörweite für Flüstersprache:
   rechts 5 cm,
   links 20 m (normal).
6. Hörweite für Umgangssprache:
   rechts 5 m,
   links mindestens 25 m (normal).
7. Obere Tongrenze:
   rechts nicht genau zu bestimmen,
   links normal.
8. Untere Tongrenze:
   rechts stark heraufgerückt,
   links normal.
9. Prüfung auf Nystagmus:
   Spontaner Nystagmus ist nicht vorhanden.
   Bei der Prüfung auf dem Drehstuhl entsteht bei 10 Drehungen nach rechts horizontaler Nystagmus von 25 Sekunden Dauer.
   Bei 10 Drehungen nach links horizontaler Nystagmus von 43 Sekunden Dauer.
   Bei Drehung nach rechts entsteht starker Schwindel.
10. Rombergscher Versuch:
   Es entsteht kein Schwanken.

Der von uns aufgenommene Trommelfellbefund am rechten Ohr, bot in mehrfacher Beziehung lebhaftes Interesse. Zunächst konnte an der Stelle, wo nach den Akten ein Riß im Trommelfell gewesen war, kein Riß aber auch keine Narbe, die einem geheilten Riß entsprochen hätte, aufgefunden werden. Wir fanden vielmehr eine größere Perforation im unteren Abschnitt. Dieselbe ließ eine mehrfache Deutung zu.

Zunächst konnte sie durch die Explosion selbst hervorgerufen sein und als Ausdruck einer ausgedehnten Ruptur angesehen werden. Es war aber auch nicht ausgeschlossen, daß es sich um eine alte Perforation von einer früheren Mittelohreiterung handelte, da auch am linken Ohr im Trommelfell eine rundliche Narbe gefunden wurde, also auch hier unzweifelhaft früher eine Perforation vorhanden gewesen war. Für unsere Zwecke interessiert uns vor allen Dingen der Befund an der Membrana flaccida und an der Pars ossea, wo ein geheilter Riß und Knochenfissur sich vorfand. Als Ursache derselben wird weniger die Explosion, als das gewaltsame Zubodenschleudern anzusehen sein.

Hiermit war indessen noch nicht die Summe der Einzelverletzungen erschöpft, da unzweifelhaft auch eine Labyrintherschütterung vorlag. Die Knochenleitung war stark herabgesetzt, und wenn auch diese Prüfungsresultate mit Rücksicht auf die Ergebnisse am linken Ohr nicht ganz einwandfrei erschienen, da auch hier die Knochenleitung herabgesetzt angegeben wurde, bei normalem Hören für Flüstersprache und Umgangssprache, so konnte doch durch die Nystagmusprüfung eine einwandfreie Ergänzung dazu gegeben werden. Der Unterschied zwischen dem rechten und dem linken Ohr war so beträchtlich, daß eine Störung angenommen werden mußte.

Es wurde demgemäß auch eine Beschränkung der Erwerbsfähigkeit angenommen.

Es fand im Dezember desselben Jahres eine Revision statt. Dieselbe ergab, daß sich das Hörvermögen gebessert hatte, und der Unterschied in der Entstehung des Nystagmus viel geringer geworden war, während gleichzeitig sich der starke Schwindel bei Drehung nach rechts nicht mehr bemerkbar machte.

Die zweite Revision fand im Juli d. J. statt, bei der jetzt die obere Tongrenze deutlich bestimmt werden konnte, was übrigens auch schon seit der ersten Revision möglich war. Bei der ersten Revision wurde a^6 gefunden, gegen c^7 links. Bei der zweiten Revision rechts h^6 gegen c^7 links.

Die Hörweite für Umgangssprache hatte sich verdoppelt, so daß wohl eine weitere Abnahme der Labyrintherschütterung erwartet werden darf.

Im vorliegenden Falle ist die Blutung aus dem Ohre nach der Verletzung sehr gering gewesen, so daß es nicht zu einem Ausfließen des Blutes aus dem Ohr gekommen ist, wenigstens ist davon in den Akten nichts bemerkt. Damit geht nun Hand in Hand der Ausschluß einer Basisfraktur; nach unseren Erfahrungen würde dieselbe wohl unzweifelhaft angenommen worden sein, wenn die Blutung stärker gewesen wäre. Diese stärkere Blutung hätte indessen nur ihren Grund in der Knochenfissur an der Pars ossea gehabt, und liegt hier einer jener Fälle vor, wo zwar eine äußere Fraktur des Schläfenbeins stattgefunden hat, aber keinerlei Anzeichen vorlagen, daß auch der Grundknochen gebrochen gewesen sei.

Fall 22.

H. F. aus R., verletzt 1902, untersucht 1903, Ackerknecht, fiel beim Heuabladen durch die Speicherlucke auf die Tenne und blieb bewußtlos liegen. Es wurde sofort Blutung aus dem rechten Ohr konstatiert. Patient wurde nach Hause gebracht und vom Arzte dort behandelt. Die Bewußtlosigkeit hielt bis zum Abend an. Das Ohr wurde ausgespült und Tropfen zum Einträufeln ins Ohr verordnet. Am zweiten Tage traten sehr heftige Ohrenschmerzen und blutig seröser Ausfluß auf, und es schloß sich eine mehrwöchentliche Eiterung an, dann heilte das Ohr.

Als wir den Patienten untersuchten, fand sich eine geheilte Fissur hinten oben, sowie eine geheilte Ruptur im Trommelfell als Fortsetzung des Knochenrisses, an typischer Stelle.

Das Hörvermögen war herabgesetzt, Knochenleitung angeblich Null, Hörmesser wurde auf 50 cm, Flüstersprache auf $1^1/_2$ m gehört. Der Rombergsche Versuch fiel negativ aus.

Die nach der Verletzung gestellte Diagnose „Basisfraktur“ war nicht aufrecht zu erhalten.

Die mehrwöchentliche Ohreiterung wäre wohl nicht eingetreten, wenn das Ohr sachgemäßer behandelt worden wäre.

Da nachgewiesenermaßen der Verletzte schon lange wieder seiner früheren Beschäftigung nachging, und die Schwerhörigkeit des rechten Ohres ersichtlich übertrieben wurde, da bei einer Hörweite für Flüstersprache von $1^1/_2$ m die Knochenleitung nicht ganz fehlen kann, wurde der Verletzte für voll erwerbsfähig erklärt.

Bemerkenswert ist in diesem Falle, daß trotz mehrwöchentlicher Eiterung die Verletzung im Trommelfell ohne jeden Substanzverlust geheilt war. Die Narbe war strichförmig und war nirgendwo die Entwicklung von Narbenhaut, wie sie Substanzverlust auszufüllen pflegt, zu sehen. Wir werden später auf diese Erscheinungen noch zurückkommen, die wir häufig beobachtet haben (s. auch Fall 2).

Fall 23.

L. W. aus E., verletzt 1900, untersucht 1903, verunglückte im Bergwerk durch niederbrechende Kohlen, hatte mehrere blutende Wunden am Hinterkopf, auf der Mitte des Kopfes und in der rechten Schläfengegend. Die Wunden am Hinterkopf waren nicht durch die niederbrechenden Kohlen entstanden, sondern beim Aufschlagen des Kopfes auf die liegenden Kohlenmassen. Er wurde bewußtlos ins Krankenhaus gebracht, hatte auf dem Transport mehrfaches Erbrechen. Aus dem rechten Ohr floß Blut.

Diagnose: Schädelbasisfraktur.

Die Wunden wurden im Krankenhaus ausgewaschen und einzelne davon genäht. Ein Teil der Wunden eiterte im Verlauf der Behandlung und entwickelte sich unter hohen Fiebererscheinungen ein Erysipel der Kopfhaut, welches den Aufenthalt im Krankenhause auf Wochen verlängerte. Als wir den Verletzten sahen, klagte er noch über Schwerhörigkeit des rechten Ohres, Ohrensausen und zeitweisen Schwindel. Die Untersuchung stellte am rechten Ohr eine große Narbe der Membrana flaccida und eine geheilte Fissur nach hinten oben, in der oberen Gehörgangswand fest.

Die Prüfung des Hörvermögens ergab, daß die Knochenleitung nur ganz unwesentlich verkürzt war; der Rinnesche Versuch war negativ; Flüstersprache wurde auf 1 m Entfernung gehört. Beim Rombergschen Versuch ergab sich kein Schwanken.

Die Diagnose „Schädelbasisfraktur“ war aller Wahrscheinlichkeit nach nicht zutreffend gewesen.

Ob das Labyrinth auch verletzt war, konnte nicht nachgewiesen werden, da das Aktenmaterial keine genauen Hörprüfungen aufwies. Bei der jetzigen Untersuchung lag jedenfalls eine wesentliche Störung im Labyrinth nicht mehr vor, wie sich aus dem Ausfall der Prüfungen der Knochenleitung und des Rinneschen Versuches ergab. Ebenso konnte mit Gewißheit nicht die Frage entschieden werden, ob die Klagen über Schwindel berechtigt waren. Der Ausfall des Rombergschen Versuches sprach dagegen. Nach dem heutigen Standpunkt hätte allerdings eine Störung im Vestibularapparat vorliegen können, den zu untersuchen uns damals noch nicht gegeben war.

Epikritische Bemerkungen.

Aus der großen Zahl der von mir beobachteten Fälle habe ich vorzugsweise solche herausgesucht und im vorstehenden veröffentlicht, welche etwas Besonderes zu sagen haben. Die erstere Hälfte derselben sind unzweifelhaft richtig als Basisfrakturen gedeutet, aber, wenn ich so sagen darf, meist mit unzulänglichen Mitteln, d. h. es wurde dasjenige Moment in den Vordergrund geschoben, welches nach unseren Beobachtungen nichts, oder wenigstens nicht genug zu sagen hat: die Blutung aus dem Ohr. Letztere konnte in allen Fällen auf eine periphere Fraktur des Felsenbeins zurückgeführt werden, die sich ersichtlich nicht als eine Fortsetzung des inneren Bruches ergab, sondern für sich selbständig vorhanden war. Die Sache liegt offenbar so, daß bei den starken Traumen, welche eine Basisfraktur erzeugen, auch stets der Margo tympanicus in Gefahr ist zu brechen. Er ist durch mehrere Momente, hierzu prädestiniert. Seine geringe Dicke, seine Wölbung und vor allen Dingen sein freier Rand und der Ansatz an heterogenes Gewebe sind die Ursachen, welche hier in Betracht kommen. Diese ermöglichen es aber auch, daß ein Bruch an dieser Stelle stattfindet bei Einwirkung geringerer Gewalten, d. h. solche, die eine Basisfraktur nicht hervorrufen. Hier führt dann die Blutung aus dem Ohre, die in diesen Fällen genau so reichlich ist, wie auch bei der ersteren Kategorie, zu Trugschlüssen. Denn es ist klar, daß die Basisfrakturen, welche stets von den Gehirnhäuten unmittelbar berührt werden, eine viel höhere Bedeutung haben. Eine gewisse Ausnahmestellung nehmen von den reinen Margobrüchen diejenigen ein, welche sich bis in die Gehörgangswände fortsetzen und dadurch zu basalen Brüchen werden können. Dies gilt namentlich von den Brüchen an der oberen Umrahmung, welche sich von der Pars ossea bis in das Tegmen tympani nach innen erstrecken können, oder weiter nach oben verlaufend zuweilen die ganze obere Gehörgangswand durchsetzen bis zur Dura mater. In beiden Möglichkeiten kommen sie dann auch in unmittelbaren Kontakt mit der harten Hirnhaut; es ist dann aber immer durchaus noch nicht gesagt, daß der Grundknochen auch gebrochen ist, und sicherlich ist in vielen solchen Fällen der Bruch auf das Felsenbein beschränkt.

Es entsteht hier nunmehr die Frage, ob in solchen Fällen, wo man eine Fortsetzung des Risses in der oberen Gehörgangswand nach dem Tegmen tympani hin vermuten oder annehmen kann, die Risse so gedeutet werden müssen, daß der äußere Riß eine Fortsetzung des inneren, oder vielmehr der innere eine Fortsetzung des äußeren darstellt. Wir sind auf Grund unserer zahlreichen Beobachtungen zu der Ansicht gekommen, daß der äußere Riß gewissermaßen die Hauptsache darstellt, und eventuelle weitergehende Seitenrisse nur als Erweiterung des äußeren Risses zu betrachten sind. Entscheidend ist in dieser Frage besonders der Verlauf der äußeren Fraktur, den man stets in seiner ganzen Ausdehnung vor sich hat, und der stets eine nach hinten oder oben fein auslaufende Bruchlinie aufweist, was nicht der Fall wäre, wenn der äußere Riß im Knochen eine Fortsetzung des inneren wäre.

Unter den mitgeteilten Fällen waren drei, wo die Fraktur im Planum mastoideum lag. Dieselbe wurde dort zweimal bei der Operation und einmal durch die Röntgenaufnahme gefunden. Wahrscheinlich lag in allen Fällen keine indirekte Gewalt, sondern eine direkte vor. Unzweifelhaft in Fall 5, wo dieselbe durch Stockhiebe entstanden war. In den beiden anderen Fällen war durch Aufschlagen auf eine Kante die direkte Gewalt ebenfalls wahrscheinlich. Die Brüche, die unzweifelhaft als Basalbrüche gelten müssen, liegen an einer Stelle, wo Ausfallserscheinungen nicht notwendigerweise ausgelöst werden, und waren in der Tat solche auch nicht beobachtet worden. Bei den beiden Fällen, die nachher operiert wurden, konnten wir uns davon überzeugen, daß die Dura nicht mitgerissen war. Aber auch in diesen Fällen war ein Zusammenhang zwischen der Fraktur am Warzenfortsatz und der marginalen Fraktur nicht vorhanden, vielmehr bestand jede für sich, so daß auch hier die Diagnose der Basisfraktur mit Sicherheit erst auf dem Operationstische sich ergab. Der dritte Fall, wo wir die Fraktur auf der Röntgenplatte fanden, verlief so günstig, daß auch hier wohl angenommen werden darf, daß die Dura nicht verletzt war.

Im übrigen haben diese Basalbrüche, die sich schon auf die Seitenteile der Schädelgruben beziehen, keine größere Bedeutung, wie Brüche der Schädeldecke überhaupt, und haben mit letzteren gemeinsam, daß keine austretenden Nerven von ihnen getroffen werden, und die Dura mater nicht notwendigerweise mitreißt. In der Nähe des Ohres aber erhalten sie erhöhte Bedeutung durch die Möglichkeit, der auf irgendeinem Wege zustandekommenden

Kommunikation mit eiternden Mittelohrräumen, wodurch die Infektion der Bruchstelle herbeigeführt werden kann.

Wir haben früher bereits hervorgehoben, daß die marginalen Brüche am häufigsten an der hinteren Umrandung gefunden werden. Hier ist es nach Lage und Beschaffenheit der Fissuren, wie sie sich an dieser Stelle immer präsentieren, ganz ausgeschlossen, daß sie bis zur Schädelhöhle reichen. Dagegen scheint es, daß diese Brüche am häufigsten mit Labyrinthverletzungen kompliziert sind, obwohl ich auch solche Fälle gesehen habe, wo das Labyrinth gesund geblieben war. Die marginalen Frakturen, welche ich am vorderen Rande fand, waren nicht häufig, und meistens nur von geringerer Ausdehnung. Bei den von mir gesehenen Fällen konnte jedesmal ausgeschlossen werden, daß die Bruchlinie tiefer ging.

Höchst bemerkenswert erscheint in allen von mir beobachteten Fällen, daß der Trommelfellriß stets geheilt war. Diese Heilung war auch in den Fällen eingetreten, wo sich nach der Verletzung eine unter Umständen lang dauernde Eiterung eingestellt hatte. Es ist dies sehr wichtig, weil man als Begutachter sehr häufig die Beobachtung macht, daß Fälle von chronischer Mittelohreiterung auf ein Trauma zurückgeführt werden, worüber dann in den Akten bereits Gutachten vorliegen, die die Möglichkeit zugeben und sich den Befund (größere, rundliche Perforation) so erklären, daß das Trommelfellgewebe durch Eiterung verloren gegangen sei. Ich bin durch langjährige Erfahrung diesen Dingen gegenüber sehr skeptisch geworden und habe die Ansicht gewonnen, daß hier meist eine chronische Mittelohreiterung unabhängig vom Unfall vorliegt. Erstens bestimmen mich dazu die vorstehenden Beobachtungen und zweitens die Tatsache, daß, besonders wenn regelmäßige Behandlung eintritt, kleine Perforationen des Trommelfells eben auch klein zu bleiben pflegen; drittens der Umstand, daß in einer ganzen Anzahl von Fällen, wo die Erkrankung vom Fallen einseitig war, man am anderen Ohr nachweisen konnte, daß auch hier früher eine Mittelohreiterung bestanden haben mußte, da sich eine kleinere oder größere scharf begrenzte Narbenhaut vorfand. Viertens sah ich häufig in dem erhaltenen Teil des Trommelfells solche Veränderungen, die nur durch ein jahrelanges Bestehen der Mittelohreiterung erst zustande kommen, z. B. sehnige Verdickung des Randes, weit verbreitete Verkalkung u. a.

Wie haben wir uns nun das Zustandekommen der peripheren Felsenbeinfrakturen zu denken? Bei einem Teile der Fälle liegen die Verhältnisse von vornherein klar, indem eine direkte Gewalt eingewirkt hat. Wir haben das schon hervorgehoben, da, wo wir Frakturen am Warzenfortsatz fanden. Eine direkte Gewalteinwirkung ist auch im Falle 3 ersichtlich, wo der Verletzte mit dem Kopf zwischen die Puffer zweier Wagen gekommen war. Hier war die Ohrgegend beiderseits unmittelbar getroffen worden. Eine halbdirekte Gewalt hatte ferner in einem Falle eingewirkt. der letal durch eiterige Meningitis endete und zur Sektion gelangte. Ich will unter halbdirekten Brüchen solche verstanden wissen, die sich nicht an der Stelle der Gewalteinwirkung selbst, sondern in ihrer Nähe bilden und zwar so nahe, daß an die Wirkung eines Gegenstoßes nicht gedacht werden kann.

Es handelte sich um ein Kind von 7 Jahren, welches vom Wagen fiel und direkt mit der linken Schläfengegend auf den Scherenbaum aufschlug. Es fand sich bei der Sektion ein Bruch des Schläfenbeins, der von außen nach innen ganz durchging. Der Grundknochen war intakt*) (Fig. 17 u. 18).

Da die Patienten nach dem Unfalle meist bewußtlos sind, so versagt das Krankenexamen in der Mehrzahl der Fälle und gibt keinen Aufschluß darüber, mit welchem Teile des Kopfes sie aufgeschlagen sind, wenn nicht eine Hautverletzung den Weg weist. Liegt die Aufschlagstelle dem Ohr nahe, so kann die Fraktur im Felsenbein durch eine Fortleitung des Stoßes hervorgerufen werden, und braucht nicht der Gegenstoß als Ursache für die Fraktur zu gelten. Daß die hintere Umrandung des Trommelfells bei diesen Frakturen überwiegt, liegt vielleicht daran, daß der hintere Rand der Oberfläche näher liegt wie der vordere. Wären die äußeren Frakturen des Felsenbeins Fortsetzungen von inneren Frakturen, die von einer Verletzung des Grundknochens ausgehen, so müßte ihre Lage eine ganz andere sein. Die häufigste Form der Brüche des Grundknochens sind Querbrüche. Verbinden sich dieselben mit einem Bruch des Felsenbeins, so sind sie im Felsenbein Längsbrüche. Diese liegen aber am häufigsten im vorderen Rande, weil hier der Knochen dünn und vielfach mit Spaltung durchsetzt ist. Würden diese Längsbrüche bis nach außen durchgehen, so müßten sie an der vorderen Seite des

*) Der Fall wird an anderer Stelle ausführlich beschrieben werden.

Trommelfells münden. Hier sind die äußeren Brüche aber außerordentlich selten. Ich möchte daher als Ursache der äußeren Felsenbeinbrüche die direkte oder halbdirekte Gewalteinwirkung ansehen.

Wir kommen demgemäß zu folgenden Schlußsätzen:

1. Bei den Verletzungen des Kopfes durch Fall, Schlag oder Stoß wird häufig eine stärkere Blutung aus dem Ohr beobachtet. Die häufigste Quelle derselben sind isolierte Brüche des Margo tympanicus, die gewöhnlich mit einem Riß des Trommelfells verbunden sind.

2. Eine Schädelbasisfraktur kann nur durch Ausfallserscheinungen resp. Reizzustände diagnostiziert werden, welche der Bruch und seine Begleiterscheinungen selbst auslösen.

3. Die peripheren Felsenbeinbrüche sind sehr häufig mit Labyrinthverletzungen vergesellschaftet. Letztere bedingen und erklären die oft lange Zeit nach der Verletzung noch fortdauernden Beschwerden, insbesondere Schwerhörigkeit, Kopfschmerzen und Schwindel.

4. Die Brüche des Margo tympanicus mit oder ohne Trommelfellruptur heilen meistens glatt aus. Dieselben bedingen für sich nach der Heilung keine oder geringe Beschwerden; insbesondere ist das Hörvermögen, in Fällen wo das Labyrinth gesund geblieben ist, oft wenig oder gar nicht gestört. Dagegen kann besonders in der ersten Zeit Ohrensausen durch dieselben veranlaßt werden, und zwar reflektorisch durch Reizung der in der Trommelfellnarbe eingeheilten Nervenenden.

5. Die traumatischen Trommelfellverletzungen heilen in der größten Mehrzahl der Fälle, ohne bleibende Perforationen zu hinterlassen, auch dann, wenn die Verletzung von einer Mittelohreiterung begleitet ist. Wird daher im Trommelfell eine größere, rundliche Perforation gefunden, bei fortdauernder Eiterung und besonders, wenn sich derselbe Befund an beiden Trommelfellen ergibt, so ist der Verdacht gerechtfertigt, daß das Leiden zu Unrecht auf einen Unfall zurückgeführt wird, vielmehr schon vor dem Unfall bestanden hat.

6. Reine Trommelfellrupturen, die keinen Zusammenhang mit Margofrakturen haben, kommen durch indirekte Gewalt äußerst selten zustande; sie finden sich in den Fällen leichter, wo das Trommelfell verdünnt resp. erschlafft war.

Erklärung der schematischen Zeichnungen auf Tafel I—IV.

Fig. 1. Rechtes Trommelfell. Bruch des Margo tympanicus hinten oben und daran anschließende Fissur des Trommelfells.

Fig. 2. Rechtes Trommelfell. Zertrümmerung der Pars ossea und Fissur der hinteren oberen Gehörgangswand.

Fig. 3. Rechtes Trommelfell. Fissur des Margo tympanicus hinten oben. Ruptur des Trommelfells; schräg von oben nach unten verlaufend.

Fig. 4. Rechtes Trommelfell. Narbe der Membrana flaccida. Fissur der Pars ossea und der oberen Gehörgangswand.

Fig. 5. Rechtes Trommelfell. Fissur des Margo tympanicus hinten oben, daran anschließend geheilte kurze Ruptur des Trommelfells. Die Knochenenden in der Fissur in spaltförmiger Dislokation.

Fig. 6. Rechtes Trommelfell. Angedeutete Fissur des Margo tympanicus hinten oben, daran anschließend Ruptur des Trommelfells.

Fig. 7. Rechtes Trommelfell. Fissur des Margo tympanicus hinten oben. Ruptur des Trommelfells. Dieselbe erstreckt sich über das Manubrium und gabelt sich in der vorderen Hälfte. Bruch des Manubriums.

Fig. 8. Linkes Trommelfell. Ruptur des Trommelfells am vorderen Rande mit breiter Narbe geheilt. Fissur des Margo tympanicus vorn. Bruch der vorderen äußeren Gehörgangswand, mit dicker Kallusbildung geheilt.

Fig. 9. Rechtes Trommelfell. Großer Defekt der Pars flaccida und Pars ossea. Fissur der oberen Gehörgangswand.

Fig. 10. (Zu Fig. 9 gehörig) Durchschnitt durch die untere Gehörgangswand. Geheilte Bruchstelle.

Fig. 11. Rechtes Trommelfell. Fissur des Margo tympanicus und der hinteren Gehörgangswand, schräg nach unten verlaufend. Die Bruchenden in spaltförmiger Dislokation. Geheilte Ruptur des Trommelfells.

Fig. 12. Linkes Trommelfell. Großer Defekt des Trommelfells und der hinteren Gehörgangswand hinten oben, mit dünner Narbenhaut geheilt.

Fig. 13. Linkes Trommelfell. Großer Defekt der Pars tensa, Pars flaccida und der Pars ossea vorn oben. Geheilter Bruch der vorderen Gehörgangswand mit dicker Kallusmasse geheilt.

Fig. 14. Linkes Trommelfell. Bruch der hinteren und vorderen Gehörgangswand. Dazwischen liegend Ruptur des Trommelfells. Pars flaccida von Narbengewebe eingenommen.

Fig. 15. Rechtes Trommelfell. Einseitige Gefäßinjektion (künstlich sichtbar gemacht) bei geheiltem Bruch der oberen Gehörgangswand.

Fig. 16. Linkes Trommelfell. Einseitige Gefäßinjektion (künstlich sichtbar gemacht) bei Bruch der hinteren Gehörgangswand.

Fig. 17. Äußere Fraktur des Schläfenbeins, senkrecht in den Warzenfortsatz verlaufend.

Fig. 18. Dasselbe Präparat von innen gesehen. Bruchlinie an der Schädelseite des Felsenbeins. Dieselbe geht nicht bis zum Grundknochen.

TAFEL I

zu

WALB, Über Brüche des knöchernen Trommelfellrandes

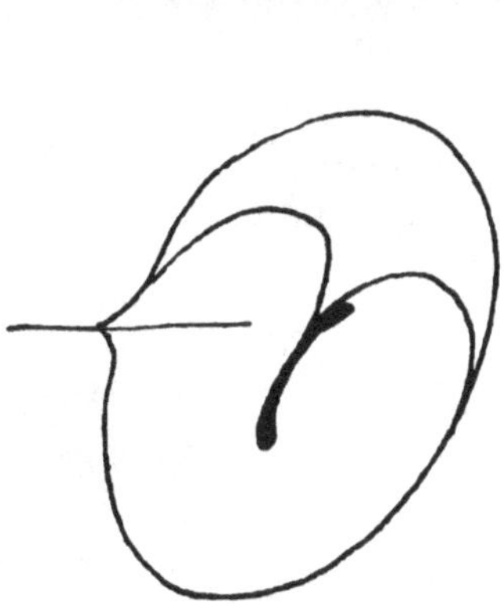

Fig. 1

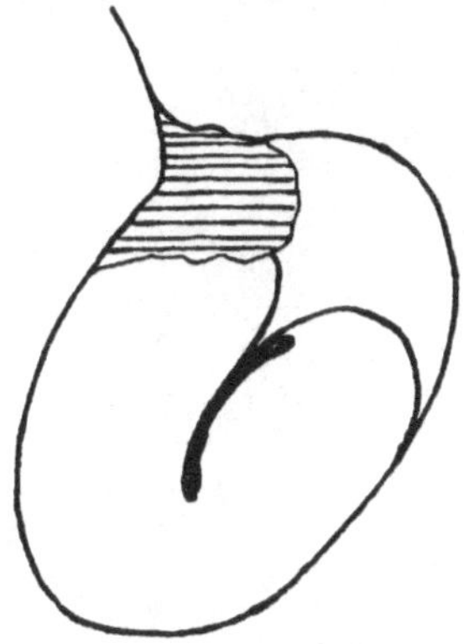

Fig. 2

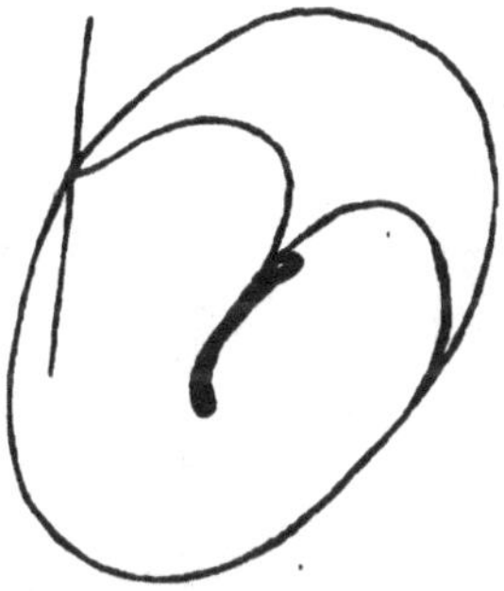

Fig. 3

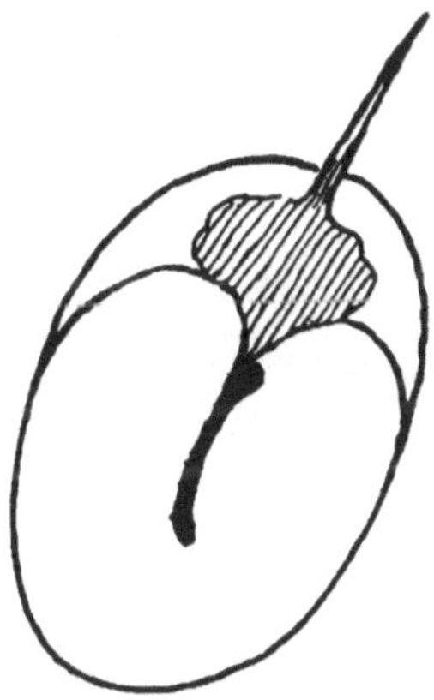

Fig. 4

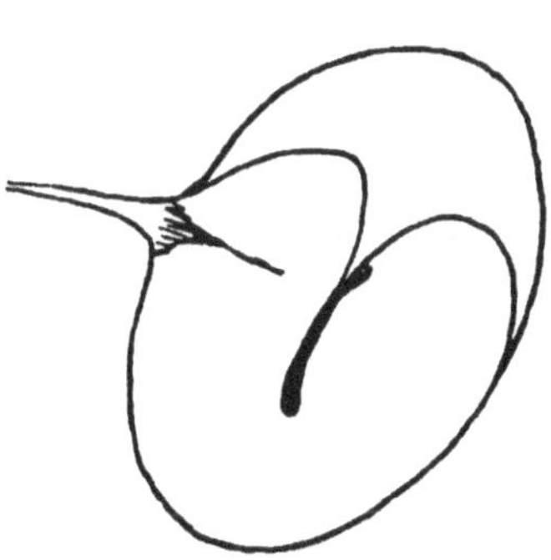

Fig. 5

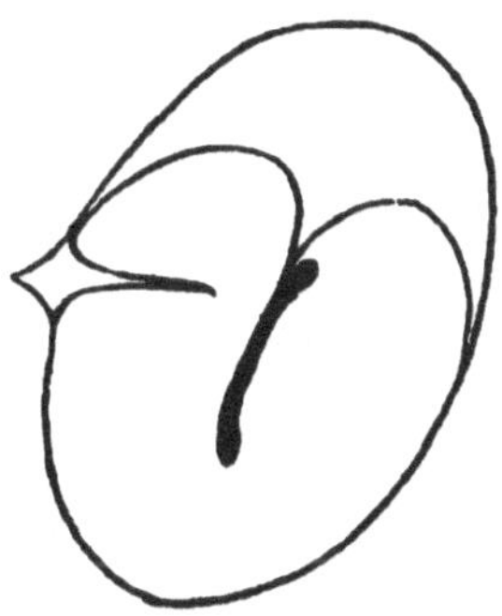

Fig. 6

A. Marcus & E. Webers Verlag (Dr. jur. Albert Ahn) in Bonn

TAFEL II

zu

WALB, Über Brüche des knöchernen Trommelfellrandes

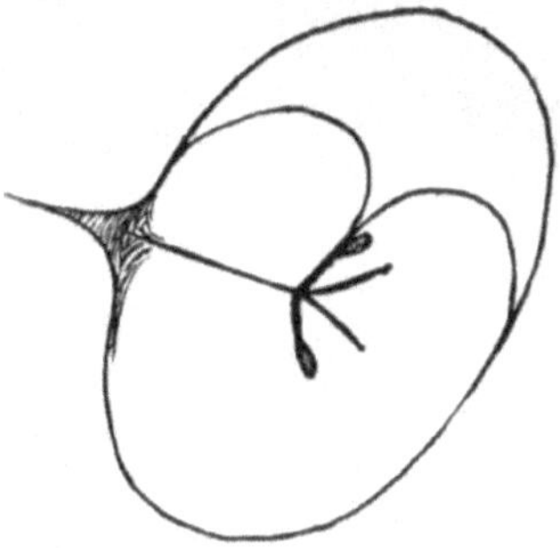

Fig. 7

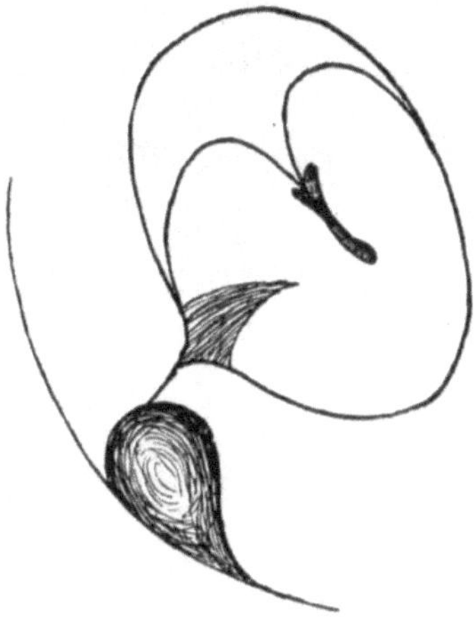

Fig. 8

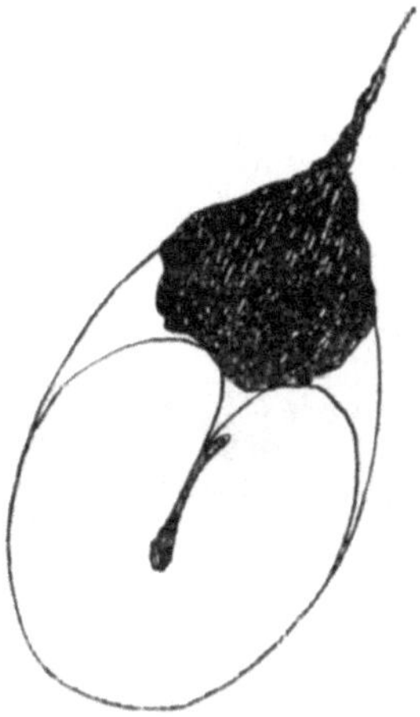

Fig. 9

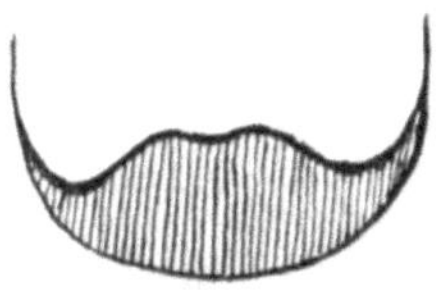

Fig. 10

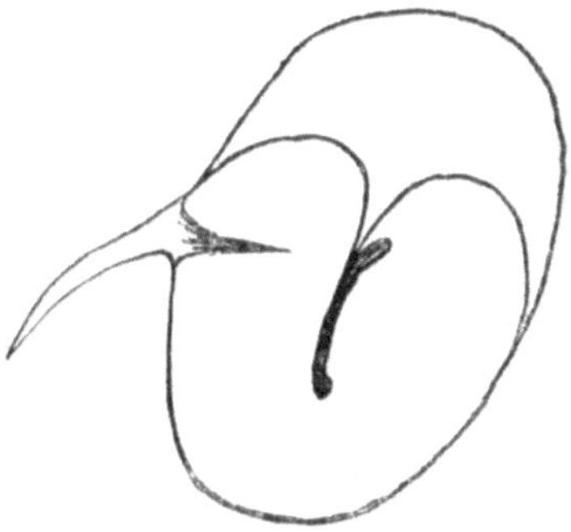

Fig. 11

A. Marcus & E. Webers Verlag (Dr. jur. Albert Ahn) in Bonn

TAFEL III

zu

WALB, Über Brüche des knöchernen Trommelfellrandes

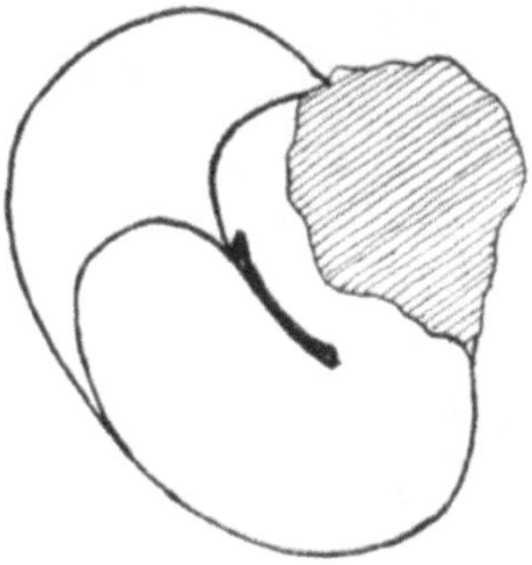

Fig. 12

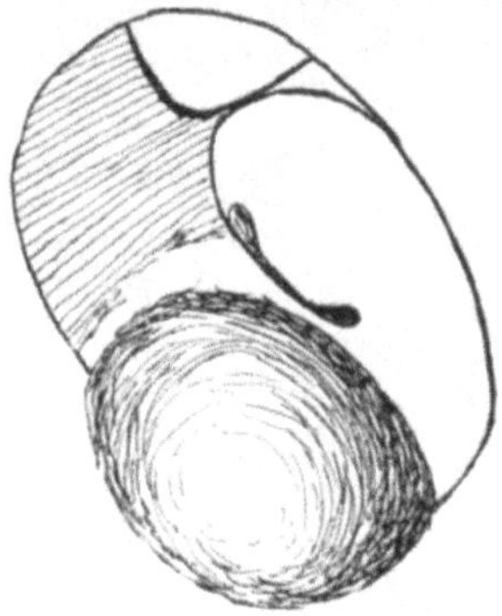

Fig. 13

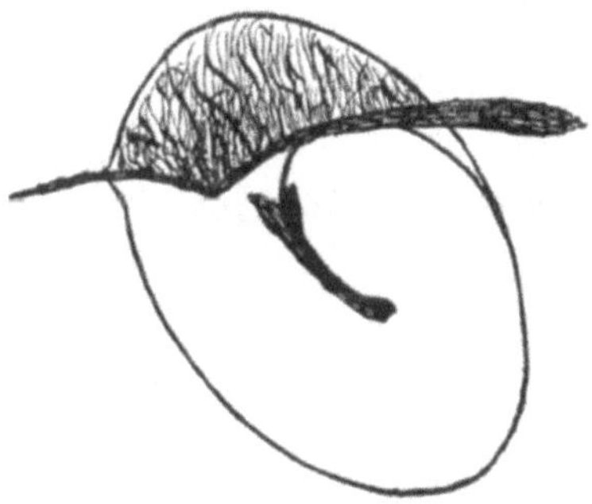

Fig. 14

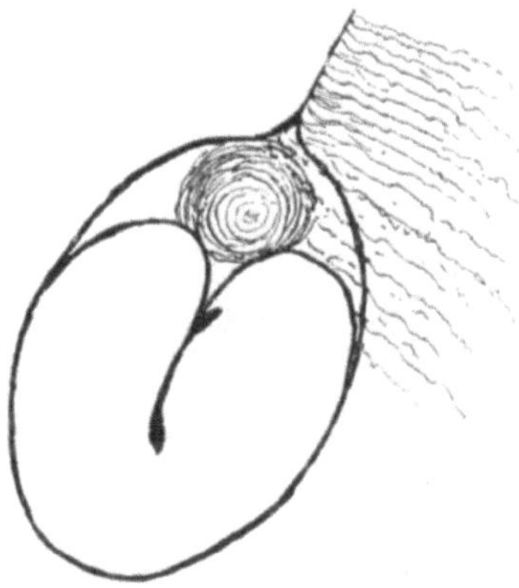

Fig. 15

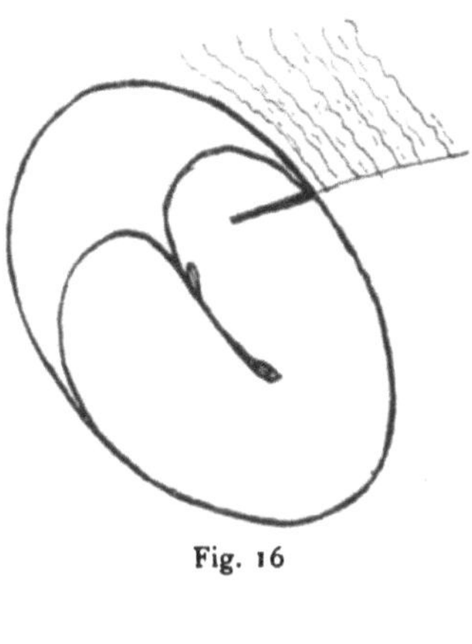

Fig. 16

A. Marcus & E. Webers Verlag (Dr. jur. Albert Ahn) in Bonn

TAFEL IV

zu

WALB, Über Brüche des knöchernen Trommelfellrandes

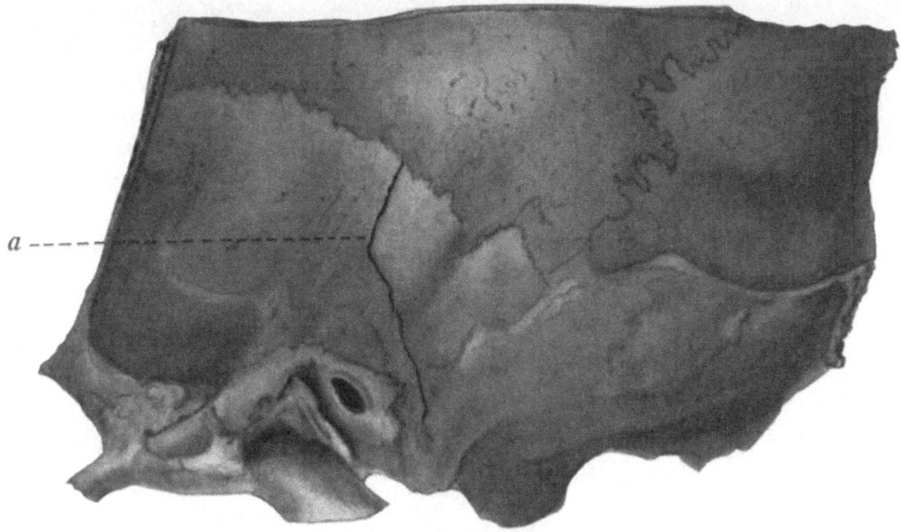

Fig. 17

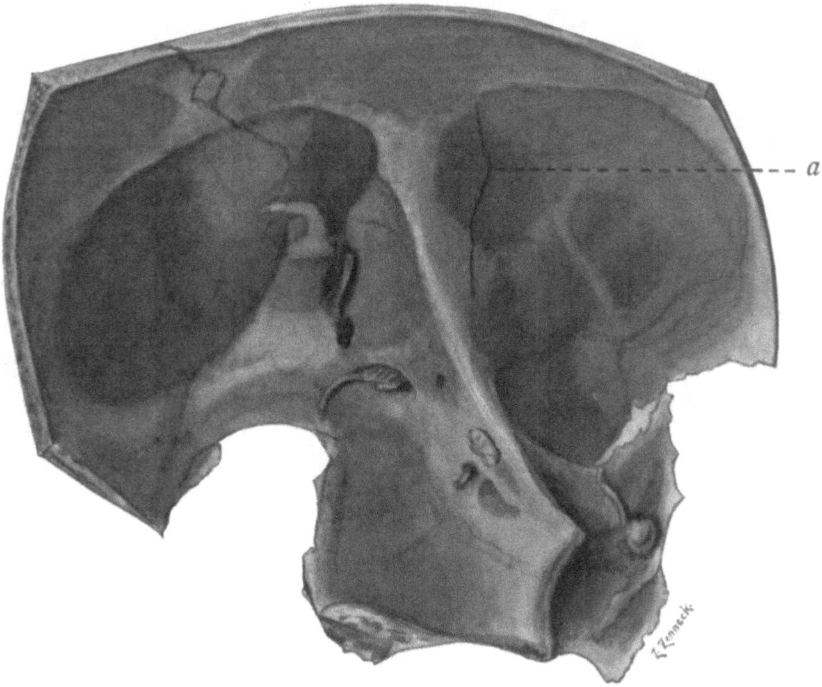

Fig. 18

A. Marcus & E. Webers Verlag (Dr. jur. Albert Ahn) in Bonn

auch ätiologische Behandlung unbedingt erforderlichen diagnostischen Richtlinien in aller Kürze vor Augen zu führen.

Besonderes Gewicht ist darauf gelegt, auch die negativen therapeutischen Resultate der Bonner Kliniken zu übermitteln, um dadurch den Praktiker vor der Anwendung zahlreicher durch langjährige Beobachtung der Kliniken als nutzlos erwiesener Heilmethoden und Heilmittel zu bewahren.

Durch besonders eingehende Besprechung der speziellen Technik der Behandlungsarten, soweit dies erforderlich erschien, sowie durch die Beifügung genauer Diätvorschriften, Rezeptformeln usw. hat hoffentlich das Kompendium an praktischem Wert gewonnen.

Die knappe, alles Überflüssige vermeidende Form des Buches war nur dadurch möglich, daß die Bearbeitung der einzelnen Kapitel von den Leitern der Kliniken selbst oder älteren durch längere Lehrtätigkeit praktisch geschulten Dozenten und älteren Assistenten der Kliniken übernommen wurde.

Inhaltverzeichnis:

Anhang:

A. Marcus & E. Webers Verlag in Bonn

FSC
www.fsc.org
MIX
Papier | Fördert gute Waldnutzung
FSC® C083411

Zeitfracht Medien GmbH
Ferdinand-Jühlke-Straße 7
99095 Erfurt, Deutschland
produktsicherheit@kolibri360.de